看護学生のための 楽しく学べる！

疫学・保健統計

西南女学院大学 学長　**浅野嘉延**

改訂**4**版

南 山 堂

4版の序

　本書の初版を2010年に出版してから13年が経過しました．お陰様で看護学生にとって必要な内容に絞った疫学・保健統計の入門書として高い評価を頂戴し，教科書として採用される看護教育機関も年々増加しています．保健師コースの学生さんにとっては保健師国家試験対策の必携の書としても利用されています．実際に毎年の保健師国家試験では疫学・保健統計の分野から複数の問題が出題されますが，これまでに本書の内容から大きく外れた出題はありませんでした．

　今改訂では，本文中にある保健統計データを最新のものに差し替え，読者がさらに理解しやすいように解説の一部を追加修正しました．ただし，講義の教科書として使用される場合の一貫性を考えて，全体の骨子は保持しておりますので，継続して使用して頂けますなら幸いです．章末の練習問題には第109回（2023年）保健師国家試験までの問題を追加し，年代の古い問題で内容が重複するものは整理しました．その結果，約20年分の保健師国家試験の過去問題から厳選した良問にオリジナル問題を加えて，合計172題の問題を掲載することができました．

　さて，前回の改訂3版を出版してから5年の間，新型コロナウイルスの感染拡大により社会様式が大きく変化しました．看護学生の皆さんも，遠隔授業が始まり，病院や保健所での実習も制限されるなど過去にないさまざまな経験をされたと思います．医療現場では，医療体制の崩壊が危惧されるほどの混乱を極めながら，患者さんの生命を守るために医療従事者の献身的な努力が続けられました．保健所では感染状況の把握，患者さんや濃厚接触者への対応，ワクチン接種や感染予防の指導など，休む時間もないほどの膨大な業務に振り回される毎日でした．

　皆さんはコロナ・パンデミックに立ち向かう現場の様子を報道などで見聞きして，看護師や保健師という仕事の責任と尊さを再認識したに違いありません．皆さんが本書を用いて疫学・保健統計の知識を身に付け，卒業後に看護師や保健師として地域住人の健康管理のために自信を持って活躍されることを期待しています．

　最後に，初版の企画出版から今日まで御支援してくださいました南山堂編集部の吉野琴絵氏に深く感謝いたします．

2023年7月

西南女学院大学 学長
浅野嘉延

■ 初版の序 ■

　保健師国家試験では疫学・保健統計に関連した問題が約20％出題されます．多くの受験生から「疫学・保健統計は苦手だ」という声を聞きます．確かに「寄与危険割合」「帰無仮説」など日常生活では絶対に使わないような馴染みの薄い単語が出てくるうえに，数学が苦手という人にとってはみるだけで嫌になるような計算問題もあります．しかし，ひたすら暗記が必要な保健師国家試験の出題範囲のなかで，疫学・保健統計は一度理解すれば正解することができる数少ない分野です．つまり，1点が合否を分ける保健師国家試験において，疫学・保健統計の分野を得点源とすることこそが，合格への早道といえます．

　ところが，専門家が執筆した疫学・保健統計の教科書は，学問的には素晴らしい成書であっても，保健師国家試験の勉強には詳しすぎてわかりにくい傾向があります．また，過去問題の解説をしただけの国家試験対策問題集では，得られる知識が断片的となり，系統的に理解することが困難で応用が利きません．

　そこで，本書では，保健師国家試験に必要な知識にしぼって，疫学・保健統計の全分野を系統的にわかりやすく学べるよう編集しました．筆者は看護系大学で疫学・保健統計の講義や保健師国家試験に向けた講習を行っていますが，もともとは病院に勤務していた内科医です．本来の疫学や統計の専門家ではないだけに，自由な発想でわかりやすさに重点を置いた解説を心がけました．予備知識が全くない人でも理解できるように，不必要な専門用語は避け，図表やイラストを多用し，計算問題は簡略化した具体的な例を用いて説明しています．さらに，2009年に実施された第95回保健師国家試験をはじめ6年分の過去問題から厳選した問題とオリジナル問題の合計123題を掲載し，知識を定着させたうえで実際の国家試験に備えることができるように工夫しています．

　保健師国家試験や看護師国家試験に向けては，勉強しないといけないことが山のようにあります．しかし，資格試験なのですから，全分野で満点を目指す必要はありません．保健師国家試験の疫学・保健統計に関しては，本書を繰り返し勉強することで合格に必要な知識を得ることができると信じています．また，保健師国家試験対策だけでなく，疫学・保健統計の入門書としても最適な教科書であると考えます．

　本書を有効に活用されて，保健師国家試験に合格されますことを心よりお祈り申し上げます．最後に，企画から出版まで御支援してくださいました南山堂編集部の吉野琴絵氏に深く感謝いたします．

2009年10月

西南女学院大学保健福祉学部 教授

浅野嘉延

目次

第1章　疫学の概念と歴史 ………… 1
1. 疫学の概念 ………………………… 1
2. 疫学の歴史 ………………………… 3
保健師国家試験の過去問題とオリジナル問題
………………………………………… 4

第2章　疫学研究 ……………………… 7
1. 疫学研究の種類 …………………… 7
2. 標本抽出 …………………………… 9
　a）単純無作為抽出法　10
　b）系統抽出法　11
　c）多段抽出法　11
　d）層化抽出法　12
3. 記述研究 ………………………… 12
4. 横断研究（生態学的研究）……… 13
5. 症例対照研究（後ろ向き研究）… 14
6. コホート研究（前向き研究）…… 15
7. 分析研究の比較 ………………… 18
8. 相対危険と寄与危険（コホート研究）
………………………………………… 19
　a）相対危険　19
　b）寄与危険　22
　c）人年法　23
　d）寄与危険割合　24
　e）人口寄与危険割合　25
9. オッズ比（症例対照研究）……… 26
10. 介入研究 ………………………… 28
11. 因果関係 ………………………… 30

12. バイアスと交絡因子 …………… 32
　a）バイアス　32
　b）交絡因子の制御法　35
保健師国家試験の過去問題とオリジナル問題
………………………………………… 36

第3章　疾病頻度の指標 ………… 51
1. 疾病指標の概念 ………………… 51
2. 有病率 …………………………… 52
3. 罹患率と累積罹患率 …………… 54
　a）累積罹患率　55
　b）罹患率（狭義の罹患率）　55
　c）罹患する人が限られている場合の
　　累積罹患率と罹患率　56
4. 死亡率 …………………………… 57
5. 致命率 …………………………… 58
6. 指標の相互関係 ………………… 59
　a）有病率を変動させる要因　59
　b）死亡率を変動させる要因　60
7. 疾病の予防と指標の変化 ……… 61
8. 死亡率の年齢調整（直接法と間接法）
………………………………………… 63
　a）年齢調整の意味　63
　b）直接法と間接法　63
　c）直接法の計算法　64
　d）間接法の計算法　66
保健師国家試験の過去問題とオリジナル問題
………………………………………… 70

第4章　保健統計調査 ……………81

1. 人口静態統計 ………………………81
   a) 国勢調査　81
   b) 人口数と就業状態　81
   c) 人口の年齢構成　83
2. 人口動態統計 ……………………85
3. 出生率 ……………………………86
   a) 粗出生率　86
   b) 再生産率　86
4. 死亡率 ……………………………87
   a) 粗死亡率　87
   b) 65歳以上死亡割合（PMI65）　88
5. 死因統計 …………………………89
   a) 死因順位　89
   b) 年齢階級別の死因　90
   c) 悪性新生物による死亡　91
   d) 外因死　91
6. 死産と乳幼児死亡 ………………91
   a) 死産率　91
   b) 周産期死亡　92
   c) 新生児・乳児死亡　93
7. 婚姻と離婚 ………………………95
8. 平均寿命 …………………………95
9. 国民生活基礎調査 ………………96
10. 患者調査 …………………………97
11. その他の保健統計調査 …………98
12. 情報処理 ………………………100
保健師国家試験の過去問題とオリジナル問題
………………………………………101

第5章　スクリーニング ………113

1. スクリーニングの意味 …………113
2. スクリーニング検査の条件 ……114

3. 偽陽性率と偽陰性率 ……………115
   a) 偽陽性と偽陰性の意味　115
   b) 偽陽性率の計算法　115
   c) 偽陰性率の計算法　116
4. 敏感度と特異度 …………………118
   a) 敏感度と特異度の意味　118
   b) 敏感度の計算法　119
   c) 特異度の計算法　120
5. 陽性反応的中度と陰性反応的中度
   ………………………………………122
   a) 陽性反応的中度の計算法　122
   b) 陰性反応的中度の計算法　123
   c) 有病率と陽性反応的中度の関係　124
6. スクリーニングレベルの変動による影響
   ………………………………………125
保健師国家試験の過去問題とオリジナル問題
………………………………………128

第6章　おもな疾患の疫学 ……139

1. 感染の3大要因と予防対策 ………139
2. 感染の種類 ………………………141
   a) 顕性感染と不顕性感染　141
   b) 再感染と二次感染　141
   c) 日和見感染と院内感染　141
3. 感染症の集団発生 ………………142
4. 感染症の関係法規 ………………142
   a) 感染症発生動向調査　142
   b) 予防接種法　144
   c) 検疫法　145
5. おもな感染症の疫学 ……………146
   a) 食中毒　146
   b) 結　核　147
   c) 後天性免疫不全症候群（AIDS）　148

6. 感染症以外の疾患の疫学 ············ 148

   a）悪性新生物　148

   b）心疾患　149

   c）脳血管疾患　149

   d）糖尿病　150

   e）メタボリックシンドローム　150

   f）精神科疾患　150

   g）ウイルス性肝炎　151

保健師国家試験の過去問題とオリジナル問題

   ··· 151

第7章　統計学の基礎 ············ 163

1. 統計データの種類とグラフ ········ 163

   a）データの種類　163

   b）統計グラフ　163

   c）ヒストグラム　164

2. データの代表値 ··························· 167

   a）代表値の特性　167

   b）はずれ値　169

3. データの散布度 ··························· 170

   a）標準偏差　170

   b）はずれ値　172

   c）変動係数　172

4. 正規分布の特徴 ·························· 172

   a）正規分布の定義　172

   b）平均値，中央値，最頻値　174

   c）標準偏差の範囲内に入る度数　175

5. 基準値と偏差値 ·························· 176

   a）基準値　176

   b）偏差値　178

6. 相関係数と回帰係数 ··················· 179

7. 推定の考え方 ···························· 181

8. 検定の考え方 ···························· 182

   a）検定の意味　182

   b）検定の種類　184

   c）p 値の意味　184

9. χ^2（カイ2乗）検定 ····················· 186

   a）χ^2 検定の方法　186

   b）χ^2 値の求め方　188

   c）第1種の過誤　188

10. t 検定 ··································· 189

保健師国家試験の過去問題とオリジナル問題

   ··· 191

索引 ··· 203

疫学の概念と歴史

▶▶ 保健師を目指す学生さんへ

　保健師として地域住人の疾病を予防し，健康の保持増進を図るためには公衆衛生学の知識が不可欠であり，疫学はその基本となる学問です．疫学のデータ解析などには統計学の基礎的な知識も必要です．保健師にとって重要な分野であり，保健師国家試験にも疫学・保健統計に関連した問題が数多く出題されます．

▶▶ 臨床看護師を目指す学生さんへ

　根拠に基づいた医療を行うために，疫学的なアプローチは臨床現場でも必要です．看護研究を行ううえでも疫学・保健統計の知識は不可欠です．ここでは「疫学とはどういう学問か」ということをきちんと理解しましょう．

🔒 Keyword

疫学，公衆衛生学，人間集団，発症要因，ジョン・スノウ，高木兼寛

1 疫学の概念

　医学は基礎医学，臨床医学，社会医学に大別されます．基礎医学は人体の構造・機能や疾病の原因を解明したり，新薬を開発したりする学問です．おもに研究室で行われます．解剖学，生理学，免疫学，病理学，薬理学など多くの分野があります．臨床医学は患者さんの診断や治療に関する学問です．おもに病院で行われます．内科学，外科学，小児科学，産婦人科学など多くの分野があります．社会医学は社会全体の環境や住人の健康に関する学問です．保健所，役所，病院など社会全体で行われます．公衆衛生学や法医学などがあります．

　新型コロナウイルス感染症を例にすれば，ウイルスの生態や感染のメカニズムを解明したり，ワクチンや抗ウイルス薬の開発は基礎医学です．病院を受診した目の前の患者さんに対して感染の有無や病状の進行度を診断し，適切な治療や看護を行うのは臨床医学です．地域社会全体における感染状況を把握し，感染拡大を予防する対策や予防接種の普及を図るのは社会医学です．ここでわかるように，基礎医学，臨床医学，社会医学は互いに深く関連し，重複するところも数多くあります．したがって，どの医学分野に籍を置こうとも，医学全般の知識が必要となります．病院で働く臨床看護師も臨床医学は当然のこととして，それを裏

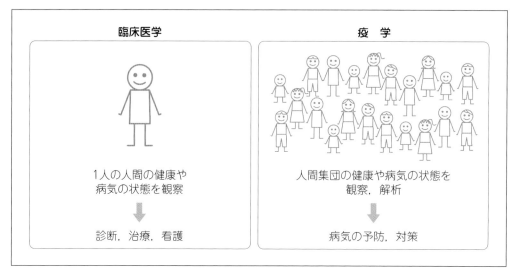

図1-1　疫学の概念

付けする基礎医学や社会医学の知識をもっていることが大切です．保健所で働く
保健師も同様のことがいえます．

　社会医学のなかで核となるのが公衆衛生学です．**公衆衛生学**とは地域社会の環
境衛生を整備し，住人の疾病を予防して健康の保持・増進を図る学問です．その
なかでも基礎的な分野（水道水の消毒法など）を衛生学として区別することもあ
ります．公衆衛生学・衛生学は環境保健，健康教育，疾病予防，衛生行政など幅
広い内容を含みますが，その基本となるのが統計的なアプローチを行う**疫学**です．

　疫学とは，簡単にいうと，大勢の人（**人間集団**）の健康や病気の状態を観察・
解析して，病気を引き起こしている原因（**発症要因**）を明らかにし，病気の予防
やコントロールを行おうとする学問です（**図1-1**）．みなさんが病院実習で経験す
るような，目の前の患者さんに対して診断，治療，看護などを行う**臨床医学**とは
異なることがポイントです．

　疫学では統計的なアプローチを行うわけですから，統計学の知識が不可欠です．
そのため，本書もタイトルを「疫学・保健統計」として最終章で統計学の基礎を
解説しています．現在の医療現場では，疫学の手法で判明した根拠に基づいて医
療を行うこと（**EBM**：evidence-based medicine）が重要視されています．基礎
医学，臨床医学，社会医学が関係しあって医学・医療が進歩しています．保健師
はもちろんのこと臨床看護師にとっても疫学・保健統計の知識は非常に大切であ
るといえます．

John Snow（1813〜1858年）

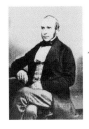

共同井戸が
感染経路では？

1854年，夏のロンドンにおける
コレラ流行の伝播様式を解明

高木兼寛（1849〜1920年）

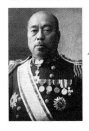

兵食が脚気の
発症要因では？

疫学調査から
「脚気の発症要因は食事の偏りにある」
と仮説を立て，兵食を改善することで
脚気の予防に成功

図1-2　疫学の歴史

2　疫学の歴史

　近代疫学の歴史は，イギリスの医師John Snow（ジョン・スノウ）に始まります（**図1-2**）．わが国では坂本龍馬などが活躍していた19世紀半ばに，ロンドンで**コレラ**の感染経路を明らかにしました．コレラ患者の家や発症日を詳細に調査する（統計解析をする）ことで，1つの共同井戸（水道ポンプ）がコレラの流行経路であることを突き止め，その井戸を使用禁止にすることでコレラの流行を終焉させたのです．

　わが国における疫学の先駆者は，明治時代の海軍の軍医である**高木兼寛**です．わが国の国民病といわれていた**脚気**について，海軍における発症状況を詳細に観察し，脚気の発症要因が食事の偏り（白米中心で副食を摂取しない）にあると推論しました．そこで，食事メニューの異なる2つの練習艦を同じ航路で航海させたところ，洋食の練習艦では航海中に発症する脚気患者が少ないということを証明しました．これが，世界ではじめての**疫学介入研究**だといわれています．その後，海軍では兵食を洋食にすることで脚気の患者数が激減しました．

　上記の2人以外にも，疫学の歴史で大きな業績を残した人物は数多くいますが，ジョン・スノウと高木兼寛の業績はしっかり覚えておきましょう．

保健師国家試験の過去問題とオリジナル問題

1 90回（2004年）保健師国家試験問題＊改変 → p.2

疫学について誤っているのはどれか．
1. 人間集団を対象としている．
2. 作用因子と健康状態との関係を明らかにする．
3. 個人の疾病の原因究明が主な目的である．
4. 統計的なアプローチを行う．

解説　1. 学問の対象が個人（目の前の患者さん）ではなく，人間集団（地域住民全体など）であることが疫学の特徴です．2. 作用因子（発症要因など）と健康や疾病の関係を明らかにすることが目的のひとつです．3. 個人（目の前の患者さん）の診断や治療が目的ではありません．4. 観察したことを統計的に解析し，因果関係などの一般的な法則を明らかにします．

2 95回（2009年）保健師国家試験問題 → p.3

19世紀にジョン・スノウがロンドンのコレラ流行の時に，ブロード・ストリートの水道ポンプの取っ手を外して使用不能にしたのは，コレラの予防対策のどれか．
1. 隔離対策
2. 感染経路対策
3. 特異的感受性対策
4. 非特異的感受性対策

解説　感染症の予防には，感染源（病原体）に対する対策，感染経路に対する対策，宿主（患者になりうる人）の感受性に対する対策があります（p.139参照）．感染源対策とは病原巣の病原体を消毒することなどであり，感染経路対策は病原巣から人あるいは人から人への感染ルートを断ち切ることです．感受性対策は宿主の抵抗力を高めることです．ワクチン接種などにより特定の病原体に対する抵抗力を高めることを特異的感受性対策と呼びます．栄養状態の改善などで全般的な抵抗力を高めることは非特異的感受性対策です．ジョン・スノウはコレラの感染ルートを明らかにし，そのルートを断ち切ることで流行を終焉させたので，これは感染経路対策といえます．

3 91回（2005年）保健師国家試験問題 → p.3

ロンドンのコレラの大流行におけるジョン・スノウの業績はどれか．
1. 病原菌の発見
2. 病原性の確認
3. 伝播様式の解明
4. 治療方法の開発

解説 コレラ菌を発見したり，コレラに有効な抗生剤を発明したわけではありません．疫学とは，人間集団の健康や病気の状態を観察して統計解析する社会医学である（研究室で発見や発明をする基礎医学や治療法を考案する臨床医学ではない）ということを考えれば，ジョン・スノウの具体的な業績を知らなくても正解が自然とわかるでしょう．

4　オリジナル問題→p.3

高木兼寛の業績はどれか．
1. 脚気患者の隔離対策を確立した．
2. 脚気の発症要因が食事の偏りであることを明らかにした．
3. 脚気の発症に関与するビタミンB_1を発見した．
4. 脚気患者に対するビタミンB_1製剤の有効性を明らかにした．

解説 高木兼寛は脚気の発症要因が食事の偏りである（白米中心で副食を摂取しない）ことを疫学介入研究で明らかにし，兵食を改善することで脚気患者の発症予防を行いました．脚気はビタミンB_1不足により発症しますが，この時代にビタミンB_1は発見されていません．

解答

1 3　　2 2　　3 3　　4 2

2 疫学研究

▶▶ **保健師を目指す学生さんへ**

　本章では疫学における研究調査の方法を説明します．疫学保健統計の全分野のなかでも中心を占める領域で，保健師業務で重要であることはもちろん，保健師国家試験にも多くの問題が出題されています．相対危険や寄与危険などを生データから計算する問題もあり，数学が苦手な人にとっては頭が痛いでしょうが，意味を理解すれば難しい計算ではありません．保健師国家試験に合格するためには，疫学研究の知識をしっかり身に付けることが不可欠です．

▶▶ **臨床看護師を目指す学生さんへ**

　臨床現場で根拠に基づいた看護 evidence-based nursing (EBN) を行うためには疫学研究の知識が基盤となります．新薬の治験なども疫学研究の方法で実施されます．また，看護研究を行うためにも疫学研究の知識が必要です．

🔒 Keyword

記述研究，横断研究，症例対照研究，コホート研究，介入研究，相対危険，寄与危険，オッズ比，交絡因子，因果関係

1 疫学研究の種類

　疫学の最終的な目的は，調査した結果から疾患の発症要因（原因，増悪因子など）を明らかにし，有効な予防法を樹立することですが，そのための調査研究を**疫学研究**と呼びます．疫学研究にはいくつかの種類があります．その分類法は必ずしも統一されていませんが，人間集団における発症要因と疾患の関係を観察・分析する観察研究（記述研究，分析研究）と，研究者が集団に対して発症要因の除去や薬剤投与を積極的に行う介入研究に大別されます（**図2-1**）．

　一般的に，疫学研究は下記の流れで進みます．

記述研究 ➡ 分析研究（横断研究，症例対照研究，コホート研究）➡ 介入研究

　まずは，**記述研究**として，目的とする疾患の罹患状況（誰が，どこで，いつ罹患しているか）を詳しく観察します．記述研究で疾患の発症要因の見当がつけば，その要因に注目し，発症要因と疾患の関係を計画的に分析する分析研究を行いま

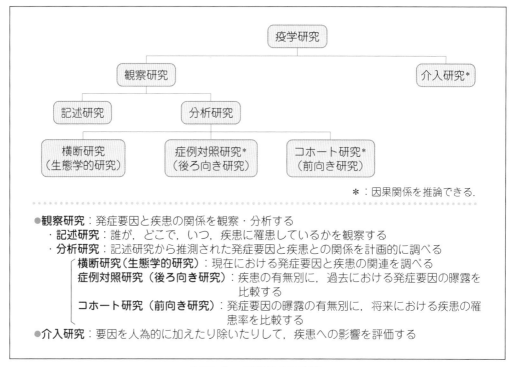

図2-1　疫学研究の分類

す．分析研究には，要因と疾患の現時点における関係を調査する**横断研究（生態学的研究）**，疾患の有無別に過去における要因曝露を比較する**症例対照研究（後ろ向き研究）**，要因曝露の有無別に将来における疾患の発症を比較する**コホート研究（前向き研究）**があります．症例対照研究やコホート研究のように，同一の対象者の過去を遡ったり，将来にわたって追跡したりする，時間的な継続性がある研究を（横断研究に対する意味で）縦断研究と呼ぶことがあります．分析研究で発症要因が特定されれば，最終的には**介入研究**として，要因を人為的に加えたり除いたりして疾患発症への影響を確認します．

　図2-2に示した例で，喫煙と肺癌発症の関係を明らかにする疫学研究の流れのイメージをつかみましょう．なお，保健師国家試験の問題などで，横断調査，症例対照調査のように〇〇研究ではなく〇〇調査と書かれていることがあります．疫学研究を行うための調査のことですから，疫学研究の種類などに関する問題では同一の意味として対応してください．

　疫学研究を行ううえで忘れてはならないことが研究参加者の人権の尊重です．疫学は集団における疾患のコントロールが目的ですが，研究参加者にとって必ずしも直接的なメリットがあるわけではありません．たとえば，**図2-2**の症例対照

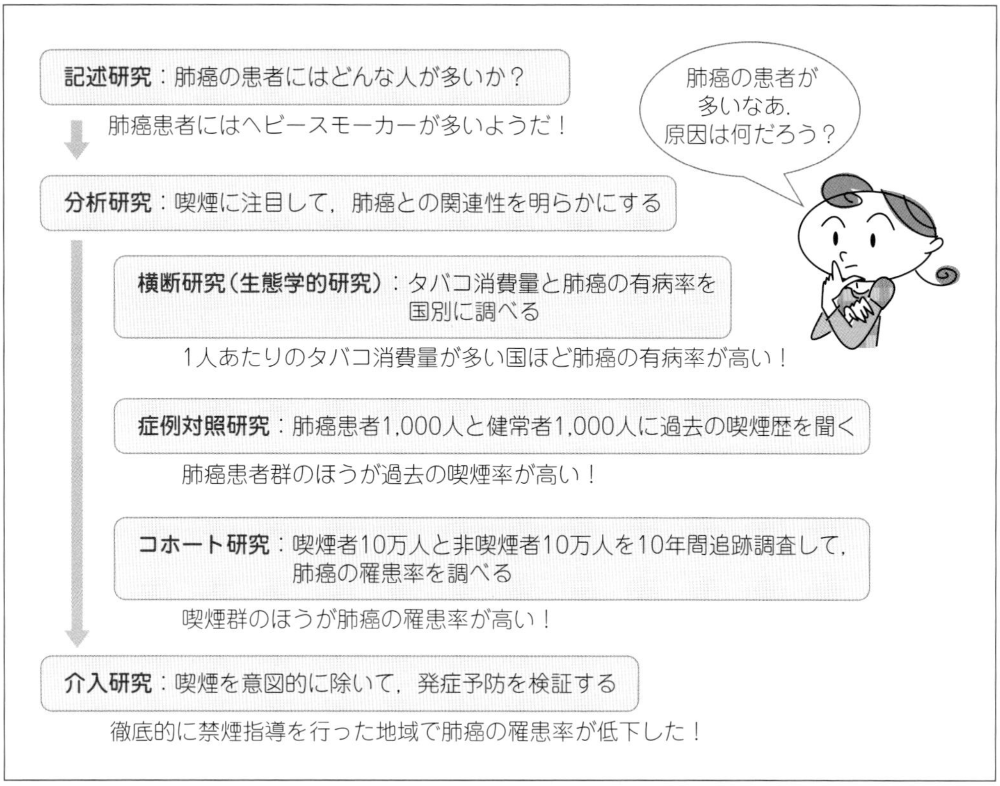

図2-2 疫学研究の流れの例

研究で過去における喫煙歴を答えても，症例群の人たちの肺癌が治るわけでも，対照群の人たちの罹患を予防できるわけでもありません．そのため，前もって研究の趣旨や方法を十分に説明し，自由意志で参加に同意してもらう必要があります（インフォームドコンセントの取得）．また，疫学研究で知り得た情報の管理にも十分な注意が必要です．

2 標本抽出

　疫学研究を行う場合に，住人全員（日本人全員など）を対象として調査研究ができれば理想的ですが，実際には労力や費用が大きくなり不可能なことがよくあります．そこで，もともと研究対象にしたい大きな集団（母集団）から，一部の人たち（標本）を選び出して調査研究を行い，標本における調査結果から母集団の特性を推測することが一般的です．この母集団から標本を選び出すことを**標本抽出**と呼びます．

　例として，NHK紅白歌合戦の視聴率を調査することを考えてみましょう．関

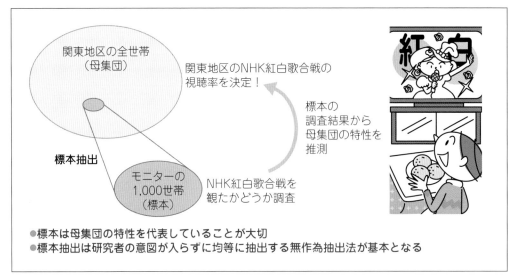

図2-3　標本抽出の例

東地区に住む全員に「昨年の大晦日はNHK紅白歌合戦を観ましたか？」と質問する
のは大変です．そこで，関東地区から代表して1,000世帯だけ視聴率モニター
を選択し，そのモニター世帯に限ってNHK紅白歌合戦を観たかどうかを調査す
ることで，関東地区の視聴率を推測することができます．このモニター世帯を選
択することが標本抽出です（**図2-3**）．

　標本の調査結果から母集団の特性を推測するわけですから，標本は母集団の特
性を代表していることが大切です．そのために，標本は母集団から偏りなく均等
に選び出すことが必要になります．視聴率の例でいえば，モニターに若い人ばか
りを選べば，NHK紅白歌合戦ではなくバラエティ番組を観た人が多いかもしれ
ません．その結果をもって母集団の視聴率とすることは不自然です．このように
標本の選択に偏りがあって調査結果に特定の傾向をもった誤差が生じることを**選
択バイアス**と呼びます（p.32参照）．

　そこで，標本抽出は研究者の意図が入らずに均等に抽出する**無作為抽出法**が基
本となります．無作為抽出法には，単純無作為抽出法，系統抽出法，多段抽出法，
層化抽出法の4つがあります．

a) 単純無作為抽出法

　母集団全員のリストを作成し，くじ引きなどで標本全員を無作為に抽出する方
法です．確実に無作為抽出ができますが，母集団全員分のリストを作るのと標本
全員分のくじ引きを行う手間がかかります．たとえば，**図2-4**の例で考えると，
100万人のリストを作成し，1,000回のくじ引きを行うので，大変な作業とな
ります．

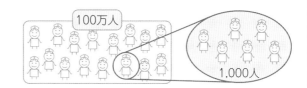

日本中に看護師が100万人（内科系 50万人，外科系 30万人，その他 20万人）いると仮定して，そのなかから1,000人を標本抽出して意識調査を行うとする	

単純無作為抽出法	日本中の看護師100万人（母集団）のリストを作成し，くじ引きを1,000回行って，1,000人（標本）を抽出
系統抽出法	日本中の看護師100万人のリストを作成し，くじ引きを1回行って，621番であれば，621番，1621番，2621番，…，と1,000人を抽出
多段抽出法	くじ引きで10の都道府県を選び，それらの都道府県で10施設の病院を選べば，日本中で100施設の病院が選ばれる．それらの病院において，勤務する看護師のリストを作成し，くじ引きでおのおの10人を選べば，最終的に1,000人が抽出される
層化抽出法	母集団100万人から標本1,000人を抽出するので，1,000/100万＝0.001の比率で選ぶことになる．そこで，内科系から50万人×0.001＝500人を，外科系から30万人×0.001＝300人を，その他 から20万人×0.001＝200人を抽出．抽出法は上記3種類のいずれかを使用

図2-4　無作為抽出法の例

b) 系統抽出法

　母集団全員のリストを作成し，くじ引きなどで標本の1番目を無作為に抽出します．2番目以降はリストの番号順に等間隔で抽出していきます．リストを作る手間は単純無作為抽出法と同様ですが，くじ引きが1回で済む利点があります．注意すべきことは標本をリスト全体の範囲で等間隔に選ぶことです．**図2-4**の例で考えると，くじ引きで当たった621番から1,620番まで連続で1,000人を選ぶのは不適切です．たとえば，母集団（日本中の看護師）のリストが看護師免許の番号順であれば，一定の年齢層だけを選ぶことになるからです．そのため，621番，1,621番，2,621番，…，と選んでいきます．

c) 多段抽出法

　母集団から集団単位で無作為抽出を段階的に行い，最終段階の集団でリストを作成して無作為に標本を抽出します．**図2-4**の例で考えると，くじ引きによる多段抽出（都道府県を10選ぶ → 選ばれた10の都道府県で病院をおのおの10施設選ぶ → 選ばれた100施設の病院で看護師をおのおの10人選ぶ）にて，最終的に全国から1,000人の看護師が抽出されます．100万人の看護師のリストを作る必要がなく，100施設の病院に勤務する看護師のリストだけで済むので簡単です．

d) 層化抽出法

　母集団を注目すべき特性（性別，年齢，住所など）の層に分けます．母集団全体から標本全体を抽出する同じ比率で，各層から標本を抽出します．各層の標本をあわせて，全体の標本とします．こうすれば，注目した特性に関しては，母集団と標本が同じ構成となり，標本が母集団の特性を反映しやすくなります．とくに標本数が少ない場合などは有用です．**図2-4**の例で考えると，単純無作為抽出法などでは抽出した1,000人が偶然に内科系の看護師ばかりになる可能性もあります．そのため母集団（100万人）から標本全体（1,000人）を抽出する比率（1,000/100万＝0.001（0.1％））と同じに，内科系（50万人）から0.1％の500人（50万×0.001）を，外科系（30万人）から0.1％の300人（30万×0.001）を，その他（20万人）から0.1％の200人（20万×0.001）を抽出し，500人＋300人＋200人＝1,000人を標本とします．こうすれば，母集団も標本も内科系：外科系：その他＝5：3：2となります．

3　記述研究

　記述研究とは，目的とする疾患の罹患状況（誰が，どこで，いつ罹患しているか）を詳しく観察する研究のことであり，疫学研究の第一歩といえます（**表2-1**）．経験した患者さんの様子を報告する症例報告も記述研究のひとつです．記述研究から発症要因の見当がつけば，その要因と疾患の関係に注目した分析研究や介入研究に進むことができます．

　たとえば，p.3で紹介した高木兼寛は，航海中に発症する脚気の罹患状況を詳細に観察し，副食の少ない下級水兵に患者が多いこと，帰路途中から患者が増加すること，外国に停泊して外食した患者は症状が軽快することなどを発見しました．それらの観察結果（記述研究）から，脚気の発症要因は食事の偏りにあるのではないかと推測し，介入研究を行うことで自説が正しいことを証明しました．

表2-1　記述研究

研究目的	集団における，疾患の特徴を明らかにし，発症要因を推測する
研究方法	誰が罹患しているのか，どこで罹患しているのか，いつ罹患しているのかを観察し，記述する．それらに基づいて，発症要因を推測する

・症例報告も記述研究のひとつである．
・記述研究の結果から特定の発症要因が推測できれば，その要因と疾患の関係に注目した分析研究に進むことができる．

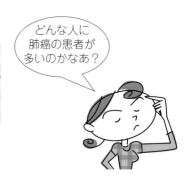

どんな人に肺癌の患者が多いのかなあ？

4　横断研究（生態学的研究）

　分析研究のなかで，ある一時点における発症要因の保有状況と疾患の関係を断面調査するものが**横断研究**です（**表2-2**）．ここで重要なのは，横断研究で要因と疾患の関係が証明されても，時間的な推移がわからないので因果関係はいえないということです．たとえば，肥満症と運動不足の関係を横断研究で分析したとします．肥満者の集団のほうに運動不足の割合が明らかに多く，現時点において肥満症と運動不足に関係があるとしても「運動不足が肥満症の発症要因（運動不足が肥満の原因）である」とは断定できません．なぜなら，肥満症があるから運動できなくなった（肥満が運動不足の原因）可能性も否定できないからです．運動不足のほうが肥満の発症より前であるという時間的推移が明確にされなければ，運動不足が肥満症の発症要因とはいえません（**図2-5**）．

表2-2　横断研究（生態学的研究）

研究目的	発症要因と疾患の関係を明らかにする
研究方法	ある一時点における，発症要因の保有状況と疾患の関係を調査する
評価方法	χ^2（カイ2乗）検定，相関係数

・地域や集団単位で発症要因の保有率と疾患の有病率を比較検討したものを生態学的研究と呼ぶ．
・横断研究では（時間的推移が不明なので）発症要因と疾患の因果関係は断定できない．

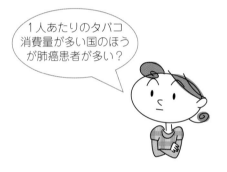

1人あたりのタバコ消費量が多い国のほうが肺癌患者が多い？

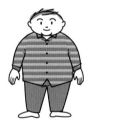
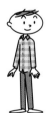

	運動		
	していない	している	計
肥満者	400	100	500
健常者	200	300	500
計	600	400	1,000

肥満者500人と健常者500人を調査した結果，
上表のように肥満者のほうが明らかに運動不足の割合が多かったとしても…

運動不足だから肥満になったのか？
（運動不足が原因？）

肥満だから運動できなくなったのか？
（肥満が原因？）

時間的推移がわからないので，
どちらが原因かわからない
＝
因果関係は断定できない

図2-5　時間的推移と因果関係

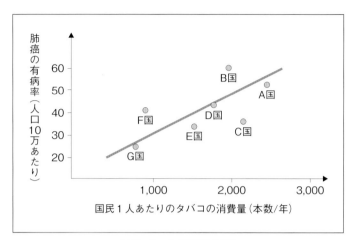

図2-6 生態学的研究

　もう1つ例を挙げます．肺癌患者1,000人と健常者1,000人に現在の喫煙習慣を調査して，両群の喫煙率に差がなかったとします．この結果からでは「喫煙と肺癌は関係ない」ように思えるかもしれませんが，それは間違いです．なぜなら，肺癌患者群は喫煙をしていたけれど肺癌に罹患したので禁煙をした人がいるために現在の喫煙率が下がった可能性があるからです．つまり，肺癌に罹患する前の喫煙歴を調べないと（時間的推移を明確にしないと），喫煙と肺癌の関係はわからないということになります．

　横断研究のなかでも，ある一時点における発症要因の保有率と疾患の有病率を地域または集団単位で分析したものが**生態学的研究**です．たとえば，国民1人あたりのタバコの消費量と肺癌の有病率を国別に比較検討するような研究です（**図2-6**）．すでに存在するデータで分析ができるので労力や費用は少なくて済みます．図書館に行けば1日で調査・解析が終了するかもしれません．しかし，生態学的研究でも時間的な推移が明らかではないので，因果関係は断定できません．また，集団において発症要因と疾患に関係があっても個人単位で同じ関係があるとは限らないので注意が必要です．

5 症例対照研究（後ろ向き研究）

　時間的推移をもって発症要因と疾患の因果関係を明らかにする分析研究には，縦断研究である症例対照研究とコホート研究があります．症例対照研究は，疾患の有無別に過去における要因曝露を比較する分析研究です．コホート研究は，要因曝露の有無別に将来における疾患の発症を比較する分析研究です．どちらの研

表2-3　症例対照研究（後ろ向き研究）

研究目的	発症要因と疾患との因果関係を明らかにする
研究方法	目的とする疾患に罹患している集団（症例群）と罹患していない集団（対照群）を標本抽出して，過去における発症要因の曝露の有無を比較する
評価方法	オッズ比

・複数の発症要因と疾患の関連を同時に分析することが可能である.
・信頼性は低いが，必要な労力や費用が小さい.
・まれな疾患にも適応が可能である.

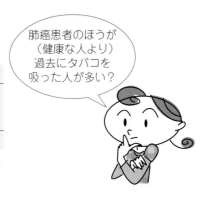

肺癌患者のほうが（健康な人より）過去にタバコを吸った人が多い？

究でも要因曝露が疾患の発症より時間的に前なので因果関係を推論することができます.

　ここで，要因曝露という言葉がピンとこないかもしれません. 曝露とは「（主として悪いことに）さらされる」ことです. 「放射能に曝露された」とは，「放射能を浴びた」ということです. 疫学研究における曝露群とは，発症要因にさらされた人たち（発症要因が喫煙ならば，喫煙者たちが曝露群）ということになります.

　症例対照研究は，目的とする疾患を有した人たち（症例群）と疾患のない人たち（対照群）を標本抽出し，2つの群で過去（発症する前）における要因曝露の有無を調査して比較分析します. 症例群と対照群を比較するので症例対照研究と呼びます. また，症例はケース（症例検討会をケースカンファレンスといいますよね），対照はコントロールなのでケースコントロール研究と表記されることもあります. 研究する時点において，過去の要因曝露の有無を調べるので，縦断研究のなかで**後ろ向き研究**といえます（**表2-3**）.

　わかりやすい例として，喫煙と肺癌の関係（喫煙が肺癌の発症要因かどうか）を調べる症例対照研究を考えてみましょう（**図2-7**）. 肺癌患者1,000人（症例群）と健常者1,000人（対照群）を標本抽出して，過去（肺癌になる前）における喫煙（曝露）の有無をアンケート調査します. 症例群で過去に喫煙していた人が500人，対照群では200人とすれば，症例群のほうが明らかに喫煙歴のある人が多いので喫煙と肺癌が関係している（喫煙が肺癌の発症要因である）ことが強く疑われます. 実際には，後述（p.26）するオッズ比をもって因果関係の強さを判断します.

6　コホート研究（前向き研究）

　コホート研究は，目的とする疾患に罹患していない人を対象に，推測される発症要因をもっている人たち（曝露群）ともっていない人たち（非曝露群）を標本抽

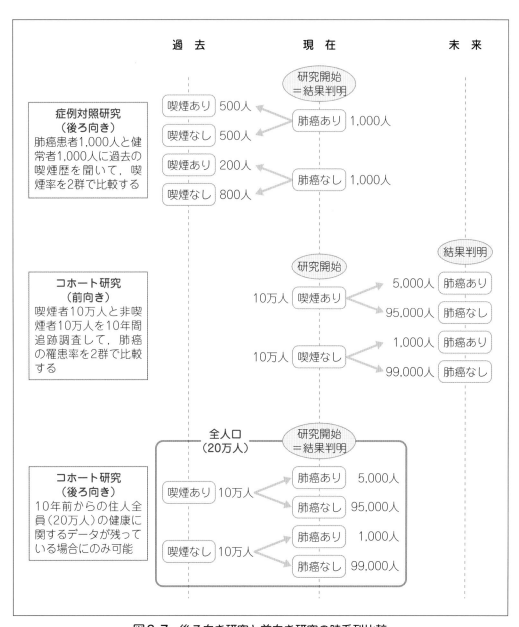

図2-7 後ろ向き研究と前向き研究の時系列比較

出し，2つの群で将来における疾患の発症の有無を追跡調査して比較検討します．曝露群や非曝露群の人たちが経過とともに次々と病気になっていく様子が，兵隊の小部隊（ローマ時代の歩兵の単位：コホート）がバタバタ倒れていく様子に似ているためにコホート研究と名づけられたといわれています．研究開始時点からみると，疾患が発症するのは将来のことなので縦断研究のなかで**前向き研究**といえます（**表2-4**）．

表2-4　コホート研究（前向き研究）

研究目的	発症要因と疾患との因果関係を明らかにする
研究方法	目的とする疾患に罹患していない人を対象に，発症要因をもつ集団（曝露群）ともたない集団（非曝露群）を標本抽出し，将来における罹患の有無を追跡調査して，罹患率や死亡率を比較する
評価方法	相対危険，寄与危険

・発症要因と複数の疾患の関連を同時に分析することが可能である．
・信頼性は高いが，必要な労力や費用が大きい．
・まれな疾患には適していない．

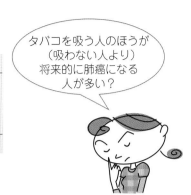

タバコを吸う人のほうが（吸わない人より）将来的に肺癌になる人が多い？

　　わかりやすい例として，喫煙と肺癌の関係（喫煙が肺癌の発症要因かどうか）を調べるコホート研究を考えてみましょう（**図2-7**）．現時点で肺癌に罹患していない人から，喫煙者10万人（曝露群）と喫煙しない人10万人（非曝露群）を標本抽出し，それから10年間における肺癌の発症の有無を追跡調査します．追跡期間中に肺癌に新たに罹患した人が曝露群で5,000人，非曝露群では1,000人とすれば，曝露群のほうが明らかに肺癌の罹患率（観察対象者のうち肺癌に罹った人の割合）が高いので喫煙と肺癌が関係している（喫煙が肺癌の発症要因である）ことが強く疑われます．実際には，後述（p.19）する相対危険をもって因果関係の強さを判断します．

ちょっと追加

　　例外的なものとして後ろ向きコホート研究（コホート内症例対照研究）があります（図2-7）．住人全体の健康に関するデータが過去に遡ってきっちり残っている場合に限って可能です．たとえば，10年前から現在までの全住人の喫煙習慣と肺癌の罹患状況の記録が残っていれば，10年前の全住人を喫煙群と非喫煙群に分けることができます．そのうえで残っているデータをもとに，両群の現在までの肺癌の罹患率を調べれば，あたかも10年前に前向きコホート研究を開始したような結果（喫煙群と非喫煙群の10年間における肺癌罹患率の比較）を現時点で得ることができます．研究する時点で過去のデータを使用するので後ろ向きですが，曝露群と非曝露群の罹患率を比較する様式はコホート研究なので後ろ向きコホート研究と呼びます．しかし，このように住人全体のデータが残っていることは非常にまれなので後ろ向きコホート研究ができる機会は多くありません．通常，国家試験などでコホート研究とのみ記載があれば，前向きコホート研究と考えて問題ないでしょう．

7　分析研究の比較

　前述のように，横断研究（生態学的研究）は，一時点における発症要因の保有と疾病の罹患を断面調査したものです．要因曝露と疾患罹患の時間的関係が不明なので，要因と罹患の因果関係を推論することができません．

　一方，縦断研究である症例対照研究は疾患の有無別に過去における要因曝露を比較し，コホート研究は要因曝露の有無別に将来における疾患の発症を比較します．要因曝露と疾患罹患の時間的関係が明らかなので，要因と罹患の因果関係を推論することができます（**図2-8**）．

　症例対照研究とコホート研究にはそれぞれ特有の利点と欠点があります．症例対照研究は，症例群と対照群に過去の要因曝露の有無を聞くだけなので費用や労力の負担は少なくて済みます．しかし，曝露の有無は患者の記憶に頼るため信頼性が乏しく，罹患率（喫煙者のうち肺癌になった人の割合など）を観察できないので相対危険と寄与危険は計算できません．オッズ比をもって相対危険の近似値とします（p.26参照）．聞き取り調査の段階で複数の要因の曝露歴を同時に聞くことができるので，1つの疾患と複数の発症要因の関係を同時に分析することは容易です．たとえば，肺癌群と対照群に対して，過去の喫煙歴と飲酒歴を聞けば，「肺癌と喫煙の関係」と「肺癌と飲酒の関係」の両方を同時に調べることができます．複数の疾患と要因の関係を同時に調べるためには，複数の症例群を設定するなど研究デザインに工夫が必要となります．

　これに対してコホート研究は，両群で比較できる程度の罹患者数が必要なため，研究開始時点で大人数の対象者が必要となる傾向があります．それらの大人数に

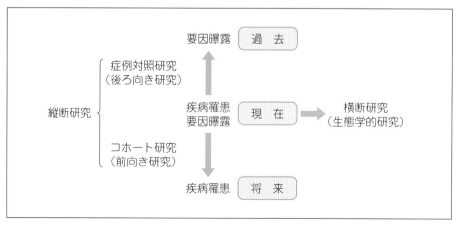

図2-8　分析研究の時間的関係

表2-5　症例対照研究とコホート研究の比較

	症例対照研究（後ろ向き研究）	コホート研究（前向き研究）
まれな疾患	適応可能	適応困難
労力・費用・規模	小	大
信頼性	低　い	高い（罹患率がわかる）
複数の疾患を評価	困　難	容　易
複数の要因を評価	容　易	困　難
結　果	オッズ比（相対危険の近似値）	相対危険，寄与危険

対して長期間の追跡調査を行うので，費用や労力の負担は大きなものとなります．人口移動の大きな集団に対しては，追跡調査が困難となることもあります．しかし，罹患状況を研究者が経時的に観察することができるので情報の信頼性が高く，両群の罹患率（喫煙者のうち肺癌になった人の割合など）を求めることができ，相対危険と寄与危険を直接に計算することができます．また，追跡調査する段階で複数の疾患の罹患率を同時に観察できるので，1つの発症要因と複数の疾患の関係を同時に分析することは容易です．たとえば，喫煙者と非喫煙者に分けて，肺癌と喉頭癌の罹患状況を追跡調査すれば，「喫煙と肺癌の関係」と「喫煙と喉頭癌の関係」の両方を同時に調べることができます．複数の要因と疾患の関係を同時に調べるためには，複数の曝露群を設定するなど研究デザインに工夫が必要となります．

　まれな疾患の解析に向いているのは，症例対照研究です．コホート研究は要因の曝露群と非曝露群の両群からある程度の罹患者が出ないと比較検討ができません．たとえば，1万人に1人しか罹患しないような疾患について，要因の曝露群1万人と非曝露群1万人で罹患率を追跡調査しても，両群から1人も発症しないかもしれません．しかし，1万人に1人のまれな疾患でも，日本人1億人では1万人が罹患しているので，そのなかから1,000人を選び，対照者1,000人と過去の要因曝露の有無を比較する症例対照研究は可能です．

　症例対照研究とコホート研究の利点と欠点の比較（**表2-5**）は，国家試験でも頻回に出題されています．丸暗記ではなく，意味をしっかりと理解して覚えておきましょう．

8　相対危険と寄与危険（コホート研究）

a）相対危険

　コホート研究において，発症要因と疾患の関係を判断するおもな指標には相対危険と寄与危険があります（**図2-9**）．どちらの指標も曝露群と非曝露群の罹患率

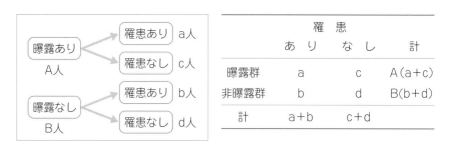

相対危険：発症要因に曝露した群の罹患率が，曝露していない群の罹患率の何倍になるか？
　　　　　1より大きければ大きいほど因果関係の強い発症要因

$$相対危険 = \frac{曝露群の罹患率}{非曝露群の罹患率} = \frac{\dfrac{a}{A}}{\dfrac{b}{B}}$$

寄与危険：曝露群の罹患率と非曝露群の罹患率の差
　　　　　曝露群において発症要因により罹患率がどれほど増加したか？
　　　　　＝曝露群において発症要因を除けば罹患率がどれほど低下するか？

$$寄与危険 = 曝露群の罹患率 - 非曝露群の罹患率$$

$$= \frac{a}{A} - \frac{b}{B}$$

寄与危険割合：曝露群の罹患者のうち，発症要因により罹患した人の割合

$$寄与危険割合 = 1 - \frac{1}{相対危険}$$

＊曝露群において，発症要因により罹患した患者数の人口に対する割合が寄与危険であり，患者数
　に対する割合が寄与危険割合である．

図2-9　コホート研究における曝露効果の指標

（観察対象者のうち罹患した人の割合）を用いて算出します．

　相対危険とは曝露群の罹患率と非曝露群の罹患率の比であり，「発症要因に曝露した群の罹患率が，曝露していない群の罹患率の何倍になるか？」を示しています．この値が1より大きければ大きいほど因果関係の強い発症要因ということになります．相対危険度，あるいはリスク比とも呼ばれます．レイト比やハザード比も，ほぼ同じ意味合いと考えてよいでしょう．

$$相対危険 = \frac{曝露群の罹患率}{非曝露群の罹患率}$$

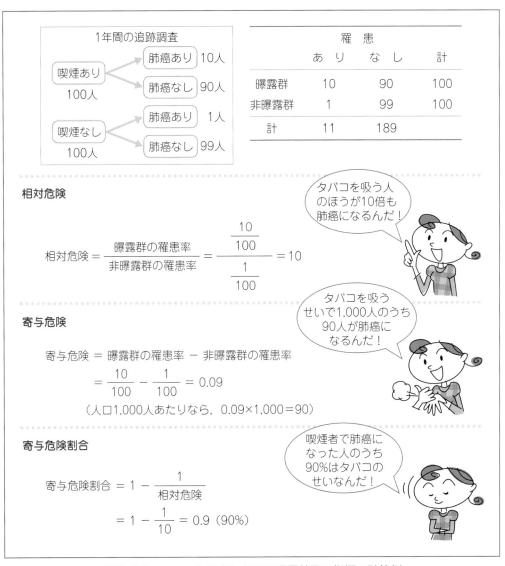

図2-10　コホート研究における曝露効果の指標の計算例

　図2-10に示した例で相対危険の計算をしてみましょう．ここでは，喫煙と肺癌の関係を調査しています．実際にこのような小人数でコホート研究を行うことはありませんが，説明のための簡単な例です．喫煙している100人（曝露群）から1年間で10人も肺癌に罹患しているので，曝露群における罹患率は10/100です．喫煙していない100人（非曝露群）から1年間で1人だけ肺癌に罹患しているので，非曝露群における罹患率は1/100です．相対危険は両群の罹患率の比なので，（10/100）÷（1/100）＝10となります．したがって，喫煙している人のほうが，喫煙していない人より10倍も肺癌になりやすかったということにな

ります．つまり，喫煙と肺癌には，強い因果関係があることが判明したわけです．

b) 寄与危険

　寄与危険とは曝露群の罹患率と非曝露群の罹患率の差であり，「曝露群における発症要因による罹患率」を示しています．曝露群の罹患率がすべて発症要因によるものではないので，そこから非曝露群の罹患率（発症要因と関係しない罹患率）を引いてやれば，発症要因による罹患率が求められるわけです．つまり，寄与危険は「曝露群で発症要因により罹患率がどれほど増加したか」という意味ですので，逆に考えれば「曝露群において発症因子を除けば罹患率がどれほど低下するか」を表しています．発症要因が集団全体に及ぼす公衆衛生学的な影響を考えるうえでは，重要な指標といえます．寄与危険度，あるいはリスク差とも呼ばれます．

　寄与危険＝曝露群の罹患率 − 非曝露群の罹患率

　図2-10に示した例で寄与危険の計算をしてみましょう．相対危険の計算をしたときのように，曝露群における肺癌の罹患率は10/100，非曝露群における罹患率は，1/100です．ここで，曝露群の罹患率10/100はすべてが喫煙の影響ではありません．なぜなら，喫煙していない人（非曝露群）も1/100は肺癌に罹患しているからです．そこで，喫煙の影響による罹患率を表すためには，曝露群の罹患率から非曝露群の罹患率を引く必要があります．ここでは，（10/100）−（1/100）＝0.09となります．人口1,000人あたりの寄与危険は0.09×1,000＝90です．つまり，喫煙者が1,000人いれば，1年間に90人が喫煙の影響で肺癌になるということです（喫煙と関係なく肺癌になった人を除いているわけです）．

ちょっと追加

　罹患率などの指標（p.54参照）は一般に人口1,000人あたり（あるいは10万人あたり）で表されます．実際の統計では人口に対して罹患する人の割合は少ないので，罹患者数を人口で割った値をそのまま少数で表すとわかりにくいからです．そこで，算出した少数に1,000をかけたものが1,000人あたりです（「もしも1,000人いたら何人が罹患するのですか？」という意味）．たとえば，人口5万の都市で1年間に100人が肺癌になったとすると，罹患率は100÷50,000＝0.002となります．これではわかりにくいので，0.002×1,000＝2で「1,000人あたり2人」と表すのです．つまり，この都市の人が1,000人いたら1年間に2人は肺癌になりますという意味です．有病率や死亡率も人口1,000人あたり（あるいは10万人あたり）で表されることが多く，人口1,000対とも書きます．

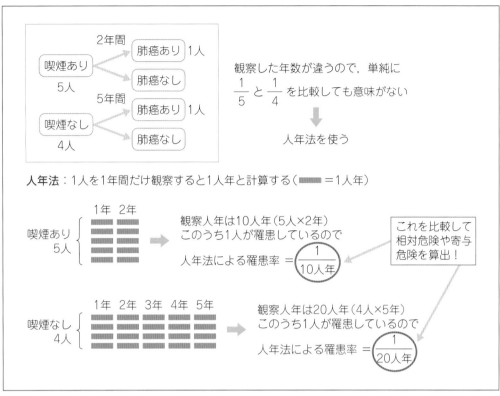

図2-11 人年法による計算例

c）人年法

　図2-10の例ではわかりやすくするために，両群の観察人数を等しく100人とし，追跡調査の期間も1年間としました．しかし，実際のコホート研究では曝露群と非曝露群で観察人数や調査期間が異なることが一般的です．そこで，**人年法**という考え方があります．1人を1年間だけ観察することを1人年として，曝露群や非曝露群の観察人年の総和を計算し，それに対する罹患者数で罹患率を計算する方法です．

　図2-11の簡単な例で計算をしてみましょう．曝露群は5人を2年間，非曝露群は4人を5年間観察しています．1人を1年間だけ観察したものが1人年（図では ▬▬ が1本）ですから，曝露群の観察人年の総和は5人×2年＝10人年です（ ▬▬ が10本）．非曝露群は4人×5年＝20人年となります（ ▬▬ が20本）．罹患者は両群で1人ずつですから，曝露群の人年法による罹患率は1/10人年，非曝露群は1/20人年です．したがって，相対危険は（1/10人年）÷（1/20人年）＝2となります．寄与危険は（1/10人年）−（1/20人年）＝0.05（/人年）となるので，1,000人年あたりなら0.05×1,000＝50です．

　　正確にいうと，罹患するまでの発症要因の影響をみているわけですから，罹患者については罹患するまでの期間を観察期間とします．また，年の途中で転入転出した場合は0.5人年としてカウントします．このように研究対象者の一人ひとりの罹患するまでの観察期間を合計して人年法で表したもの（研究対象者の罹患前の観察人年の総和）を分母とするのが正確な意味での「罹患率」です．一方，観察開始時点の研究対象者の数を分母にしたものは「累積罹患率」と呼びます．相対危険や寄与危険を計算するときも，罹患者の発症日や転入転出者をすべて特定できれば，正確な意味での「罹患率」を用いて計算することがベストです．

　　なお，この章の相対危険や寄与危険の説明では，理解しやすいように「累積罹患率」を使用しています．複雑になるので「罹患率」という言葉で統一していますが，正確な意味の「累積罹患率」と「罹患率」の違いは第3章（p.54）で改めて説明します．

d) 寄与危険割合

　　相対危険と寄与危険以外の指標に**寄与危険割合**があります．寄与危険（曝露群の罹患率 − 非曝露群の罹患率）を曝露群の罹患率で割ったものです．簡単にいうと，曝露群の罹患者のうち，発症要因により罹患した人の割合を意味します．たとえば，喫煙者で肺癌になった人のうち，何%の人が「タバコが原因で肺癌になったのか？」を表しています．つまり「この世の中からタバコがなくなれば，喫煙者の肺癌患者のうち何%を減らすことができるか？」を表しています．タバコの健康被害などが理解しやすい指標となります（**図2-12**）．

　　寄与危険は「喫煙者の人口」に対する「タバコが原因で肺癌になった患者数」の割合ですが，寄与危険割合は「喫煙者の患者数」に対する「タバコが原因で肺癌になった患者数」の割合です．混同しやすいので注意しましょう．

　　寄与危険割合は次の式で求められます．

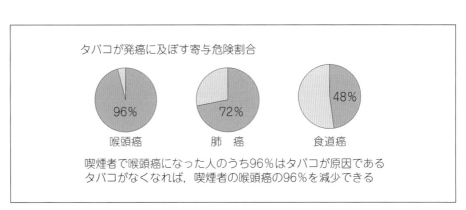

図2-12　寄与危険割合の例

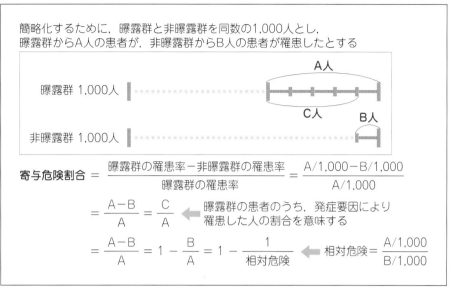

簡略化するために，曝露群と非曝露群を同数の1,000人とし，
曝露群からA人の患者が，非曝露群からB人の患者が罹患したとする

曝露群 1,000人

A人

C人

B人

非曝露群 1,000人

$$寄与危険割合 = \frac{曝露群の罹患率 - 非曝露群の罹患率}{曝露群の罹患率} = \frac{A/1,000 - B/1,000}{A/1,000}$$

$$= \frac{A-B}{A} = \frac{C}{A} \quad \Leftarrow \quad 曝露群の患者のうち，発症要因により罹患した人の割合を意味する$$

$$= \frac{A-B}{A} = 1 - \frac{B}{A} = 1 - \frac{1}{相対危険} \quad \Leftarrow \quad 相対危険 = \frac{A/1,000}{B/1,000}$$

図2-13　寄与危険割合の考え方の例

$$寄与危険割合 = \frac{寄与危険}{曝露群の罹患率} = \frac{曝露群の罹患率 - 非曝露群の罹患率}{曝露群の罹患率}$$

$$= 1 - \frac{非曝露群の罹患率}{曝露群の罹患率} = 1 - \frac{1}{相対危険}$$

　この式が成立する理由を**図2-13**の簡単な例で整理しておきましょう．また，寄与危険割合は寄与危険百分率とも呼ばれます．

　図2-10の例では，前述のように相対危険は10なので，寄与危険割合は1－1/10＝0.9（90％）となります．つまり，喫煙者で肺癌になった人のうち，90％の人は喫煙が原因で肺癌になった（残り10％は喫煙と関係なく肺癌になった）ということです．逆にいうと，この世の中からタバコがなくなれば，喫煙者の肺癌患者の90％は減少するということになります．

e) 人口寄与危険割合

　寄与危険割合とは別に，**人口寄与危険割合**という指標もあります．下記の式で表されます．

$$人口寄与危険割合 = \frac{対象集団（人口全体）の罹患率 - 非曝露群の罹患率}{対象集団（人口全体）の罹患率}$$

　たとえば，寄与危険割合が「この世の中からタバコがなくなれば，喫煙者の肺癌患者のうち何％を減らすことができるか？」を意味しているのに対して，人口

寄与危険割合は「この世の中からタバコがなくなれば，人口全体の肺癌患者のうち何％を減らすことができるか？」を意味しています．

☀ ちょっと追加 ┄┄┄┄┄┄┄┄┄┄┄┄┄┄┄┄┄┄┄┄┄┄┄┄┄┄┄┄┄┄┄┄

　要因が疾病の罹患に対する影響を分析するコホート研究では，曝露群と非曝露群の罹患率を比較しますが，死亡に対する影響を分析する場合は死亡率を比較します．したがって，その場合の相対危険は曝露群と非曝露群の死亡率の比であり，寄与危険は死亡率の差となります．

┄┄

9　オッズ比（症例対照研究）

　症例対照研究では，対照群が母集団の非罹患者を代表していないため，罹患率を算出することができません．**図2-7**（p.16）の例をみてみましょう．症例群（肺癌あり）1,000人のうち500人に喫煙歴があり，対照群1,000人のうち200人に喫煙歴があります．この2,000人に限っていえば，喫煙歴がある人の合計は700人で，そのうち500人に肺癌があるわけです．しかし，母集団において喫煙者の肺癌罹患率が500/700なんて高い値のはずはありません．それは，この2,000人が肺癌患者と健常者の割合が1：1という，母集団とはかけ離れた集団だからです．母集団では，肺癌患者に対して健常者の割合が圧倒的に多いので実際の罹患率はずっと低いものになるわけです．

　このように，症例対照研究では罹患率が算出できないために，相対危険と寄与危険を求めることができません．そこで，**オッズ比**（症例群のオッズ（曝露ありの人数と曝露なしの人数の割合）と対照群のオッズの比）をもって相対危険の近似値とします．オッズ比は次の式で算出し，この値が1より大きければ大きいほど因果関係の強い発症要因ということになります（**図2-14**）．

$$
\begin{aligned}
\text{オッズ比} &= \frac{\text{症例群のオッズ}}{\text{対照群のオッズ}} \\[2em]
&= \frac{\dfrac{\text{症例群の曝露あり人数}}{\text{症例群の曝露なし人数}}}{\dfrac{\text{対照群の曝露あり人数}}{\text{対照群の曝露なし人数}}} \\[2em]
&= \frac{\text{症例群の曝露あり人数} \times \text{対照群の曝露なし人数}}{\text{対照群の曝露あり人数} \times \text{症例群の曝露なし人数}}
\end{aligned}
$$

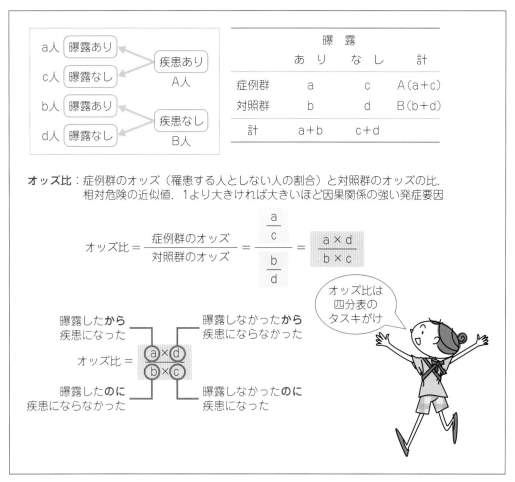

図2-14　症例対照研究における曝露効果の指標

　図2-15（p.28）に示した例でオッズ比を計算してみましょう．症例群で喫煙歴のある人は80人で，喫煙歴のない人は20人ですから，症例群のオッズは80/20です．対照群で喫煙歴のある人は40人で，喫煙歴のない人は60人ですから，対照群のオッズは40/60です．したがって，オッズ比は（80/20）÷（40/60）＝6となります．

　オッズ比は，相対危険の近似値なので，喫煙している人のほうが喫煙していない人より6倍も肺癌になりやすかったということになります．つまり，喫煙と肺癌には強い因果関係があることが判明したわけです．

　ただし，オッズ比は言葉で覚えるよりも**四分表**を作成してタスキがけすると覚えたほうが簡単です．曝露と罹患の関係を肯定するデータである「症例群の曝露

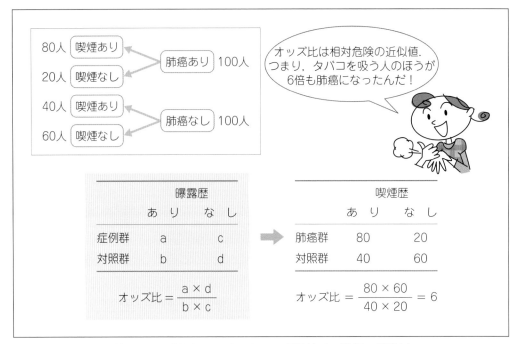

図2-15　症例対照研究における曝露効果の指標の計算例

ありの人数（曝露した**から**疾患になった）」と「対照群の曝露なしの人数（曝露しな
かった**から**疾患にならなかった）」が分数の分子側で，関係を否定するデータである
「対照群の曝露ありの人数（曝露した**のに**疾患にならなかった）」と「症例群の曝
露なしの人数（曝露しなかった**のに**疾患になった）」が分母側と覚えてください．

　図2-15の例で計算をしてみましょう．まずは，四分表を作成します．症例群
が上の行で対照群が下の行，曝露ありが左列で曝露なしが右列であることを間違
えないようにしましょう．そして，タスキがけをすればオッズ比が算出できます．

$$オッズ比 = \frac{a×d}{b×c} = \frac{80×60}{40×20} = 6$$

10　介入研究

　疫学研究のうち，研究者が集団に対して要因の除去や薬剤投与などを積極的に
行うのが**介入研究**です（**表2-6**）．研究対象者を無作為に2群に分けて，一方にだ
け発症要因の除去や新薬の投与などを行います．介入群と対照群で追跡調査後の
罹患率や死亡率，薬剤の効果などを比較検討します．臨床現場で行われる新薬や

表2-6　介入研究

研究目的	発症要因の加除が疾患に及ぼす影響を確認
研究方法	目的とする疾患に罹患していない人を無作為に2群に分け，一方には発症要因の添加（あるいは除去）を行い（介入群），他方には行わない（対照群）．将来における罹患の有無を追跡調査し，罹患率や死亡率を比較
評価方法	相対危険，寄与危険

・研究対象者には説明を行い，同意を得る（インフォームドコンセント）．
・介入群と対照群は無作為割付を行い，通常，ブラインド法を用いる．
・前向きコホート研究と同様の利点欠点がある．

　新しい治療法の臨床試験（治験）は代表的な介入研究といえます．

　介入研究を行うときは，研究対象者に十分な説明を行って同意を得る必要があります．このことを，**インフォームドコンセント**と呼びます．効果や副作用が十分にわかっていない新薬投与の治験を想像すれば，インフォームドコンセントが重要なことは容易に理解できると思います．また，介入研究を行うときのもうひとつのポイントは，介入群と対照群を無作為に（研究者の意図が入らないように）振り分けることです．たとえば，新薬を投与する介入群に薬が効きやすい軽症患者ばかりを選べば，新薬の効果が実際より高い結果となってしまいます．そこで，通常は，研究対象者をくじ引きなどで無作為（ランダム）に介入群と対照群に振り分けます．このことを，**無作為化割付試験（ランダム化比較試験）**と呼びます．研究対象者を母集団から無作為に選び出すことが無作為抽出であり，選ばれた研究対象者を無作為に2群に振り分けることが無作為割付ですので混同しないようにしましょう．

　研究対象者を介入群と対照群に無作為に割付けたとしても，誰がどちらの群に所属するかがわかると公正な評価ができなくなる可能性があります．たとえば，新しい睡眠薬を投与する治験を考えてみましょう．目の前の研究対象者（患者）が新薬の投与群とわかれば，研究者（医師）は「昨日はよく眠れたでしょ！」と有効性が高かったとする回答を誘導するかもしれません．研究対象者自身も「新薬の睡眠薬だからよく眠れるはずだ！」と暗示にかかって，それだけで眠ってしまうかもしれません．そこで，誰がどちらの群に割付けられたかを，研究者も研究対象者もわからないように配慮したものが**二重盲検法（ダブルブラインド法）**です．新薬投与などの介入研究では，対照群には新薬と見た目が同じ偽薬（プラセボ薬）を投与します．もちろん，結果を分析するときに必要なので，治験担当者は誰をどちらの群に割付けたかを（医師や患者にはわからないように配慮したうえで）記録しておきます．

　介入研究のなかでも，地域住人など集団単位で介入群と対照群に分けて比較検

討することを**地区介入研究**と呼びます．たとえば，地域住人全員に徹底的な禁煙指導を行ったA町と禁煙指導をしないB町で，その後の肺癌の罹患率を比較する介入研究などです．

　疫学研究から得られた結果の信頼性を**エビデンスレベル**と表現します．分析研究（横断研究，症例対照研究，コホート研究）のなかでは，コホート研究が情報の信頼性が高く因果関係が推論できるのでエビデンスレベルが高いです．しかし，介入研究である無作為化割付試験（ランダム化比較試験）を行うことができれば，最もエビデンスレベルが高い疫学研究といえます．たとえば，喫煙と肺癌の因果関係を調べたい場合に，20万人の非喫煙者を2群に無作為割付して，曝露群には無理やり毎日40本の喫煙をさせて，10年後の肺癌の罹患率を非曝露群と比較すれば非常に信頼度が高いデータを得ることができます．もちろん，このような研究は倫理的に絶対に許されません．

　新薬の治験などでは研究対象者（患者）に十分なインフォームドコンセントのうえで無作為化割付試験を実施し，新薬の有効性や安全性を調査します．複数の無作為化割付試験の結果を収集し，統計学的に解析したものを**メタアナリシス**と呼びます．最もエビデンスレベルの高い研究といえます．

ちょっと追加

　介入研究は，介入群と対照群の罹患率や死亡率を追跡調査するので前向きコホート研究と同様の長所と短所があります．つまり，情報の信頼性は高く，罹患率や死亡率を正確に求めることができますが，大規模な集団を長期に追跡調査するために費用と労力の負担が大きくなります．また，まれな疾病に対しては研究が困難な場合があります．

11　因果関係

　発症要因の有無と疾患の罹患率や有病率に関連がある（その発症要因をもっている集団に患者が多い）場合に，その要因が疾患の原因である（因果関係がある）と判断するには，どのような基準があるかみていきましょう（**表2-7**）．まずは，要因曝露が罹患より時間的に前であることが必要条件です（**関連の時間性**）．たとえば，肺癌の患者群と対照群で現在の喫煙率を横断研究しても，肺癌に罹患する前の喫煙状況が不明なので（肺癌になったので現在は禁煙している患者もいるので）因果関係は推論できません（p.13参照）．したがって，因果関係の推論には時間的推移が明らかな症例対照研究やコホート研究などの縦断研究が必要となる

表2-7　因果関係の判定基準

発症要因の有無と罹患率や有病率に関連がある場合　← 前提となる必要条件

因果関係の成立に不可欠
- 要因曝露が罹患より先である（関連の時間性）　← 必要条件

因果関係の可能性を高める
- 発症要因と罹患率の関連の強さ（相対危険，オッズ比）が強い（関連の強固性）
  ＊量─反応関係も関連の強固性を裏付ける
- 疫学研究を繰り返しても，他の集団で行っても，同じような関連性が証明される（関連の普遍性，一致性，一貫性）
- 疫学研究の結果が既知の医学的事実と矛盾しない（関連の整合性）
- 発症要因と疾患の罹患が1：1対応である（関連の特異性）

わけです．

　続いて，発症要因と疾患の罹患との関連性が強いほど因果関係を強く示唆します（**関連の強固性**）．具体的には，疫学研究で相対危険やオッズ比が高いほど関連の強固性が高いということになります．また，喫煙本数が多いほど肺癌の罹患率が高いなどの**量─反応関係**（相関係数）も強固性の裏付けとなります．さらに因果関係を強めるものとして，関連の普遍性（一致性，一貫性）と関連の整合性があります．**関連の普遍性**とは，疫学研究を繰り返し行っても，他の地区で行っても，同じように因果関係を示す結果が得られることです．たとえば，喫煙と肺癌の罹患に関する前向きコホート研究を日本で行っても，米国で行っても，同じように高い相対危険が得られれば関連の普遍性があるといえます．**関連の整合性**とは，疫学研究で得られた結果がこれまでに知られている医学的知見と矛盾しないことです．たとえば，タバコの煙のなかに発癌物質があるという既知の事実があれば，喫煙者に肺癌患者が多いという疫学研究の結果は矛盾しないといえます．さらに，要因の存在と疾患の罹患が1：1で対応するような関係を**関連の特異性**と呼びます．たとえば，痘瘡に罹患した人は全員が痘瘡ウイルスに感染しているし，痘瘡ウイルスに感染した人は（現代人は免疫がないので）ほぼ全員が痘瘡になるといった特別な場合です．関連の特異性があれば，因果関係を強く示唆しますが，因果関係の必要条件ではありません．喫煙と肺癌の罹患に関連の特異性がなくても（喫煙以外に肺癌の原因が複数あっても），因果関係をいうことはできますよね．

ちょっと追加

　必要条件と十分条件という言葉は，混乱しやすいので整理しておきましょう（表2-8）．「AはBであるための必要条件」とは「Bであるためには，少なくとも条件A

表2-8　必要条件と十分条件

	例	意　味
必要条件 （これがないと ダメ！）	身長170cm以上が結婚相手 の必要条件	結婚相手になるには，身長170cm以上 が少なくとも必要（十分条件ではないの で，身長170cm以上あっても他の条件 が悪いとダメ）
十分条件 （これがあれば OK！）	身長170cm以上が結婚相手 の十分条件	結婚相手になるには，身長170cm以上 あれば他の条件はどうでもよい（必要条 件ではないので，身長170cm未満でも 他の条件がよければOK）
必要十分条件 （これがないと ダメだけど， これがあれば OK！）	身長170cm以上が結婚相手 の必要十分条件	結婚相手になるには，身長170cm以上 が必要だが，身長170cm以上あれば他 の条件はどうでもよい

を満たすことが必要」逆にいえば「条件Aがなければ，誰もBにはなり得ない」という意味です．「AはBであるための十分条件」とは「Bであるためには，条件Aを満たせば（他はどうでも）よい」逆にいえば「条件Aがあれば，誰でもBになる」という意味です．「AはBであるための必要十分条件」とは「Bであるためには，条件Aを満たすことが必要であるが，条件Aさえ満たせば（他はどうでも）よい」という意味です．

12　バイアスと交絡因子

a) バイアス

　研究で得られた値（標本の調査結果など）と真実の値（母集団の特性など）とのずれを誤差と呼びます．誤差にはデータのばらつきなどで偶然に生じる偶然誤差（ランダムエラー）と，特定の要因によって一定の傾向をもった系統誤差（バイアス）があります．疫学研究では，標本の選択の仕方，情報のとり方，分析の仕方などを正しく行わないと，バイアスを生じますので注意が必要です．**バイアス**には選択バイアス，情報バイアス，交絡バイアスなどがあります（**表2-9**）．

　選択バイアスとは，研究対象者（標本）を母集団から偏って選択するために生じる誤差のことです．あらゆる疫学研究で選択バイアスを生じる可能性はありますが，とくに症例対照研究では，多勢の母集団から限られた人数の症例群と対照群を標本抽出するので選択バイアスが生じやすい傾向にあります（コホート研究は抽出する標本の人数が非常に多く，選択バイアスは比較的生じにくいといえます）．

　疫学研究で標本を母集団から選択する際は，母集団の全体から無作為に抽出（無

表2-9　バイアスの種類

● バイアスとは特定の傾向をもつ誤差のこと
● あらゆる疫学研究で生じる可能性がある
　＊症例対照研究では特に注意が必要

① **選択バイアス**：研究対象者の選び方が不適当
　例：女性ファッション誌で政権の支持率をアンケート調査する
　　　➡ 読者層の中心である若い女性の意見に偏るという誤差が生じる

② **情報バイアス**：情報のとり方が不適切
　例：教員の前で学生に授業評価を回答させる
　　　➡ 教員の目を気にして学生が実際より高い得点をつけるという
　　　　誤差が生じる

③ **交絡バイアス**：交絡因子の影響
　例：都道府県別に納豆の消費量とATL（成人T細胞性白血病）の有病
　　　率を調べたら，納豆の消費が少ない県民にATL患者が多い結果
　　　が出た
　　　➡ ATLは九州に多い．九州では納豆の消費量が少ない．九州と
　　　　いう住所が交絡因子となって，あたかも関連があるようにみ
　　　　えただけである

作為抽出法）することが原則です．たとえば，症例対照研究で症例群を大学病院の入院患者のみから選択すれば，実際の日本中の患者集団より重症者の割合が高いはずです．そのように偏った症例群を対象にした疫学研究の結果をもって，日本中の患者の特性を推論すると選択バイアスが生じます．また，募集した希望者から対照群を選択すれば，進んで疫学研究に協力する人は健康意識が高い傾向にあり，実際の日本中の健常者の特性と異なる（たとえば，喫煙率が低いなど）可能性があります．このように，研究者が無意識のうちに選択バイアスを生じさせることも多いので疫学研究を計画する段階で十分な注意が必要です．

　続いて，**情報バイアス**とは，情報のとり方が不適当であるために生じる誤差のことです．あらゆる疫学研究で生じる可能性があり，とくに症例対照研究では注意が必要です．症例群のほうが，自分が病気になった原因を真剣に考えるので要因曝露を思い出しやすい（**思い出しバイアス**：リコールバイアス），研究者も症例群のほうに要因曝露の有無を熱心に聞き出そうとする（**調査者バイアス**）などが無意識のうちに生じる可能性があります．介入研究で行う二重盲検法は，情報バイアスの制御法のひとつです．

　最後に，**交絡バイアス**とは，交絡因子の影響によって生じるバイアスのことです．交絡因子とは，発症要因と疾病罹患の両方に影響する因子のことで，この存在を見落とすと，あたかも要因と疾病罹患に因果関係があるようにみえてしまいます．年齢，性別，背景などが交絡因子になりやすい傾向にあります．**図2-16**

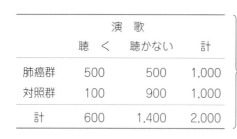
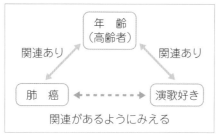
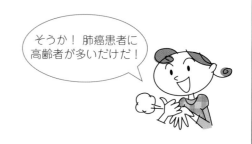

●この場合，「年齢」が交絡因子である

図2-16　交絡因子の例

表2-10　交絡因子の制御法

事前の方法（調査を実施するときの方法）	制限（限定）	年齢が交絡因子なら，50歳代だけで調査する 性別が交絡因子なら，女性だけで調査する　など
	マッチング	疾患群と対照群の年齢構成を等しくする 疾患群と対照群の男女比を等しくする　など
	無作為割付	介入研究で，介入群と対照群を無作為に割付ける （人数が多いと自然に交絡因子の偏りが少なくなる）
事後の方法（調査結果を解析するときの方法）	層別解析（層化解析）	40歳代，50歳代，60歳代，70歳代以上と分けて解析する 男性と女性を分けて解析する　など
	多変量解析（モデリング），標準化	

の例で考えるとわかりやすいでしょう．肺癌患者1,000人と対照者1,000人を対象に，過去に演歌をよく聴いたかどうかを調査する症例対照研究を行ったとします．オッズ比は9となり関連の強固性があるので，演歌は肺癌の発症要因のようにみえてしまいます．しかし，よく考えると，肺癌群には高齢者が多く（肺癌と年齢に関連あり），高齢者ほど演歌が好き（年齢と演歌に関連あり）という理由から，このような結果になったことがわかります．この場合は年齢が交絡因子になります．

　もうひとつ，例を挙げてみましょう．全身性エリテマトーデス（SLE）の患者1,000人と対照者1,000人を対象に横断調査したところ，SLE群のほうが乳癌の有病率が高かったとします．この場合も，SLEと乳癌に関連があると即断してはいけません．SLEは女性に圧倒的に多いので，SLE群は対照群より女性の比率が高いはずです．乳癌も女性に多いので，女性の比率が高いSLE群に有病率が

高かった可能性があります．この場合の交絡因子は性別になります．

b) 交絡因子の制御法

　臨床研究において交絡因子の影響を制御することは大切なことであり，国家試験にもしばしば出題されています．調査を開始する段階で行う制御法に，制限（限定）とマッチングがあります（**表2-10**）．**制限**とは，研究対象者を特定の集団（制御したい交絡因子が同一の集団）に限定して研究を行う方法です．交絡因子が性別であれば女性だけを研究対象にする，年齢であれば60歳代だけを研究対象にするなどの方法です．**マッチング**とは，比較する2群の対象者を交絡因子の構成が同じになるように選出することです．とくに症例対照研究で必要となりますが，他の疫学研究でも使用します．交絡因子が性別であれば症例群と同じ男女比で対照群を選出する，年齢であれば同じ年齢構成で選出するなどです．介入研究における無作為割付は，介入群と対照群の交絡因子の偏りをなくす意味があります．

　調査が終了して，結果を解析する段階で行う交絡因子の制御法に**層別解析（層化解析）**があります．調査結果を研究対象者の交絡因子の層別に分けて解析する方法です．交絡因子が性別であれば男女別に解析する，年齢であれば年齢階級に分けて解析するなどです．限定することも可能ですが，せっかく調査したデータの一部しか使用しないのはもったいないので層別に解析するわけです．調査終了後にマッチングすることは不可能です．層別解析以外の解析時に行う制御法として多変量解析や標準化があります．たとえば，第3章で解説する死亡率の年齢調整などは標準化のひとつです．集団の年齢構成という死亡率に与える交絡因子を制御するものです（p.63）．

ちょっと追加

　集団検診の有効性を判断するときに問題となるバイアスに，リードタイムバイアスとレングスバイアスがあります（**図2-17**）．治療困難な疾患に対して集団検診を行う場合を考えてみましょう．治療法がないのであれば，集団検診で早期にみつかっても，罹患から死亡までの期間は変わりません．本質的な予後は変わらないのに，単に早めにみつかるために発見後の生存期間が長くなり，集団検診に延命効果があったようにみえてしまいます．これがリードタイムバイアスです．このバイアスを制御するためには，集団検診で発見された患者の生存期間から，集団検診から症状発現までの期間を差し引いて，症状発現後に発見された患者の生存期間と比較する必要があります．

　レングスバイアスは，集団検診では進行の遅い（無症状時期が長い）疾患のほうがみつかりやすいことに起因します．つまり，集団検診でみつかる患者集団のほうが進行の遅い疾患の割合が高くなり，（集団検診による延命効果がなくても）集団検診

リードタイムバイアス
治療困難な疾患の場合，集団検診でみつかっても治療法がないので寿命は変わらないのに，早めにみつかるために発見後の生存期間は長くなり，集団検診が有効であったようにみえてしまう

無症状のうちに集団検診で発見

発見から死亡までの生存期間は集団検診発見者のほうが長い

罹患　　　死亡

症状が発現して病院で発見

罹患から死亡までの期間（予後）は同じ

罹患　　　死亡

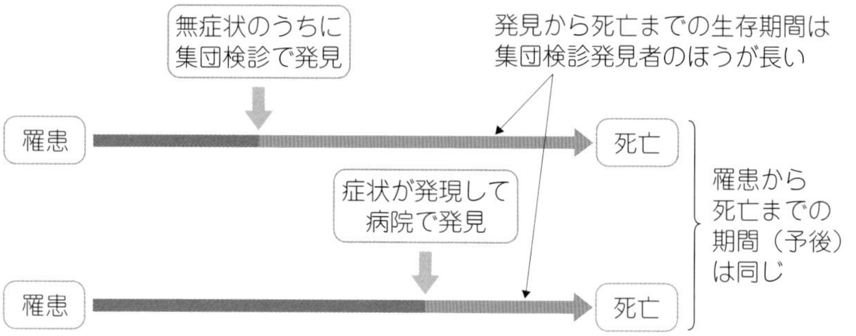

レングスバイアス
集団検診では進行の遅い（無症状時期が長い）疾患のほうがみつかりやすいので，（集団検診による延命効果がなくても）集団検診でみつかる患者のほうが生存期間が長くなり，集団検診が有効であったようにみえてしまう

図2-17　集団検診におけるバイアス

が有効であったようにみえてしまうバイアスです．たとえば，白血病の集団検診を考えてみましょう（実際には，こんな集団検診はありません）．症状が出現して発見される患者集団には急性白血病と慢性白血病が混在していますが，集団検診で発見される患者集団は大部分が進行の遅い慢性白血病です．慢性白血病のほうが急性白血病より生存期間が長いとすれば，（集団検診の有効性とは関係なく）集団検診でみつかった患者集団のほうが予後はよいようにみえてしまいます．

保健師国家試験の過去問題とオリジナル問題

1　101回（2015年）保健師国家試験問題→p.8

疫学研究を行う上で最も重要なのはどれか．
1. 研究の科学的価値
2. 参加者の人権の尊重
3. 地域の生活水準の向上
4. 参加者への利益の還元

解説　1．研究の科学的価値が高いことは重要ですが，そのために研究参加者の不利益となるような研究（データを増やすために同意を得ずに新薬の治験を行うなど）は許されません．2．必ず守るべきものは研究参加者の人権です．参加者には十分な説明のうえでの同意を得る（インフォームドコンセント）必要があります．個人情報の保護に注意を払うことも重要です．3．4．最終的に世の中の生活水準の向上や利益につながることが目的ですが，研究対象の地域や参加者に直接的なメリットがあるとは限りません．たとえば原発事故の発癌に及ぼす影響を解析するために，比較として事故の遠隔地における発癌状況を調べることがあります．遠隔地の人たちにとって直接的なメリットはありませんが，コントロールとして非常に重要な調査結果となります．

2　109回（2023年）保健師国家試験問題 ＊改変 → p.10

A市で疫学調査をする際に，市民全員を対象とすることは困難であると考えた．そのため，調査者の主観が介入しない方法で対象者を選ぶこととした．適切な方法はどれか．
1. 層　化
2. 標準化
3. マッチング
4. 無作為抽出
5. 無作為化（割付）

解説　標本が母集団の特性を代表しているために，標本抽出は研究者の意図が入らずに均等に抽出する無作為抽出法が基本です．

3　96回（2010年）保健師国家試験問題 → p.12

市におけるある疾病の罹患率の調査をするために，20歳未満の群と20歳以上の群とに分け，それをさらに男女別に分け，各群の10％を抽出した．
この標本の抽出方法はどれか．
1. 単純無作為抽出
2. 層化抽出
3. 系統抽出
4. 多段抽出

解説　単純無作為抽出法などでは（とくに標本数が少ない場合に）偶然に偏った標本だけが抽出される可能性があります（男性だけが選ばれるなど）．そのため，母集団を注目すべき特性（性別，年齢，職種，など）の層に分けて，各層から同じ比率で標本を抽出する方法をとります．これを層化抽出法と呼びます．問題文では，母集団を20歳未満の男性，20歳未満の女性，20歳以上の男性，20歳以上の女性の4層に分けて，それぞれから同じ比率（10％）で標本を抽出しているので層化抽出です．この結果，年齢と性別に関して，標本は母集団の特性を反映することになります．

4 109回（2023年）保健師国家試験問題＊改変 →p.13

A市で市民を対象に，ある一時点での慢性腎臓病の有無と高血圧の有無の関連を検討することにした．この研究デザインはどれか．
1. 横断研究
2. 介入研究
3. コホート研究
4. 症例対照研究
5. 生態学的研究

解説 ある一時点で各人における発症要因と疾患の有無を調査して，それを集計して両者の関連を明らかにする研究が横断研究です．この問題で両者に関連がある（慢性腎臓病がある人のほうが，ない人に比べて高血圧のある人が多い）ことがわかったとしても，慢性腎臓病が高血圧の発症要因であるとはいえません．高血圧が慢性腎臓病の発症要因である可能性もあるからです．このように横断研究では因果関係を推測することはできません．

5 93回（2007年）保健師国家試験問題 →p.15

コホート調査はどれか．
1. 都道府県別に肝臓癌の死亡率を調べて比較した．
2. 胃癌患者群と胃潰瘍患者群との飲酒習慣を比較した．
3. 喫煙習慣のある集団とない集団との脳卒中発生状況を経年的に追跡した．
4. 1人当たりの牛乳消費量と大腿骨頸部骨折発生率との国際比較を行った．

解説 要因曝露の有無別に将来における疾患の発症を比較するのが前向きコホート研究です．1. 肝臓癌がどこで発症しているかを観察しているので記述研究です．2. 胃癌群（症例群）と胃潰瘍群（対照群）における現在の飲酒習慣を調査したのなら横断研究，過去における飲酒歴を調査したのなら症例対照研究です．3. 喫煙（発症要因）の曝露群と非曝露群で，脳卒中の発症を追跡調査して比較しているので前向きコホート研究です．4. 一時点における集団間での発症要因の保有率と疾患の有病率を調査しているので生態学的研究（横断研究）です．

6 106回（2020年）保健師国家試験問題 →p.14

症例対照研究で正しいのはどれか．
1. 寄与危険の近似値を推定できる．
2. 研究対象とする疾病が治癒した者を対照群とする．
3. 症例群と対照群の過去の要因曝露状況を比較する．
4. 症例群と対照群を追跡調査して死亡率を比較する．
5. 症例群に試験薬，対照群に偽薬（プラセボ）を投与する．

解説 1. 相対危険の近似値はオッズ比で推定できますが，症例対照研究で寄与危険は推定できま

せん．2．研究対象とする疾病に罹患していない人を対照群とします．3．正しい．4．曝露群と非曝露群を追跡調査するのであればコホート研究です．4．症例群を無作為割付して試験薬と偽薬を投与するのであれば介入研究です．

7　105回（2019年）保健師国家試験問題→p.18

コホート研究と比較した症例対照研究の特徴で正しいのはどれか．
1. 研究期間が長い．
2. 相対危険が直接計算できる．
3. まれな疾病の研究に適している．
4. 事象の発生順序が明らかである．
5. 情報の偏り（バイアス）が少ない．

解説　1．コホート研究は長期間（一般に年単位）にわたって疾患の発症状況などの観察が必要ですが，症例対照研究は対象者に過去の要因曝露などを調査するだけなので短期間で可能です．2．コホート研究は罹患率がわかるので相対危険や罹患率の計算ができますが，症例対照研究では罹患率がわからないので計算できません．オッズ比をもって相対危険の近似値とします．3．非常にまれな疾患の場合，コホート研究では両群からの罹患者が少なくて比較できない可能性があります．症例対照研究では（まれな疾患でも）患者を集めてくれば実施が可能です．4．コホート研究も症例対照研究も要因曝露が発症より時間的に前ですから因果関係を推論することができます．両者とも発生順序は明らかなので，不適切な選択肢と考えます．ただ，症例対照研究では過去の要因曝露の有無は被験者の記憶に頼りますが，コホート研究では発症状況を研究者が観察しますので信頼度は高いです．5．症例対照研究のほうが調査者バイアスなどを生じやすい傾向にあります．

8　105回（2019年）保健師国家試験問題→p.19

危険因子に曝露した群の罹患リスクの，曝露していない群の罹患リスクに対する比はどれか．
1. 罹患率
2. 有病率
3. 致命率
4. 寄与危険
5. 相対危険

解説　曝露群の罹患率と非曝露群の罹患率の比は相対危険です．

9　92回（2006年）保健師国家試験問題→p.19

多量飲酒者2,000人と非飲酒者3,000人とを5年間追跡し，多量飲酒者から200人，非飲酒者から150人のがん罹患を確認した．
多量飲酒のがん罹患に対するリスク比はどれか．
1. 0.29　　3. 2.00
2. 0.50　　4. 2.11

解説 このような計算問題は，必ず図を描いて考えましょう．

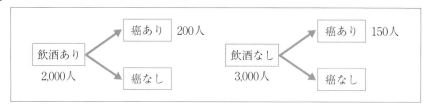

相対危険（リスク比）は次の式から算出されます．

$$相対危険 = \frac{曝露群の罹患率}{非曝露群の罹患率} = \frac{\dfrac{200}{2,000}}{\dfrac{150}{3,000}} = 2.0$$

10 95回（2009年）保健師国家試験問題→p.19, 23

喫煙者集団1万人と非喫煙者集団1万人とを5年間追跡調査した．肺癌の罹患者数と平均追跡年数の結果を表に示す．

集 団	肺癌罹患者数（人）	平均追跡年数（年）
喫 煙 者	50	4
非喫煙者	10	4.5

喫煙者の肺癌罹患に関するレイト比で最も近いのはどれか．

1. 1.1   3. 5.0
2. 4.4   4. 5.6

解説 曝露群と非曝露群の観察期間が異なる場合は，累積罹患率ではなく人年法による罹患率で計算する必要があります．曝露群（喫煙者）1万人を平均4年だけ追跡しているので，観察人年の総和は4万人です．そのうち，50人が罹患したので罹患率（人年法）は50/4万人年です．同様に非曝露群は，1万人を平均4.5年だけ追跡して10人が罹患したので罹患率（人年法）は10/4.5万人年です．レイト比（割合比）とは，人年法による罹患率の比で求めた相対危険と考えてよいので，次の式から求められます．

$$レイト比 = \frac{曝露群の罹患率（人年法）}{非曝露群の罹患率（人年法）} = \frac{\dfrac{50}{4万人年}}{\dfrac{10}{4.5万人年}} = 5.625$$

11 95回（2009年）保健師国家試験問題→p.22

寄与危険で正しいのはどれか．

1. コホート調査では間接的に算出する．
2. オッズ比を近似値とすることができる．
3. 症例対照調査では四分表（2×2表）で算出する．
4. 曝露を除くと曝露群の罹患率がどの程度減少するかを示す．
5. 非曝露群の罹患率と比べ曝露群の罹患率が何倍になるかを示す．

解説　1．寄与危険は曝露群の罹患率と非曝露群の罹患率の差であり，コホート研究では直接的に計算して求めることができます．2．オッズ比は相対危険の近似値です．3．症例対照研究の四分表から得られるのはオッズ比です．4．寄与危険は「曝露群において発症要因により罹患率がどれほど増加したか」ということであり，言い換えれば「曝露群において発症因子を除けば罹患率がどれほど低下するか」ということになります．5．は相対危険のことです．

12 96回（2010年）保健師国家試験問題→p.22

ある集団の喫煙者1,000人のうち肺癌になったのは50人，非喫煙者2,000人のうち肺癌になったのは40人であった．

人口千対の罹患率から求めた喫煙によって肺癌になる寄与危険はどれか．

1. 1.25
2. 2.50
3. 10
4. 30

解説　寄与危険は曝露群と非曝露群の罹患率の差なので，次の式で計算できます．

寄与危険 ＝ 曝露群の罹患率 － 非曝露群の罹患率
$$= (50/1,000) - (40/2,000)$$
$$= 0.03$$

ここで，人口1,000人あたりの寄与危険を問われているので，0.03×1,000＝30となります．

13 98回（2012年）保健師国家試験問題→p.24

脳卒中発症に対する喫煙の影響を調べるために，コホート研究を行った．10年間の追跡期間に，各対象者について，発症日または転出等によって追跡から脱落した日を特定することができた．相対危険を計算する場合に最も適しているのはどれか．

1. オッズ比
2. 有病率比
3. 罹患率比
4. 累積罹患率比

解説　コホート研究で相対危険や寄与危険を算出するときは，観察開始時点の研究対象者の数を分母とする累積罹患率を用いるほうが簡単です．しかし，問題文のように研究対象者のおのお

のの発症日や転出日が特定できる場合は観察人年の総和をきちんと算出できるので，「研究対象者の(罹患前の)観察人年の総和」を分母とする人年法による正確な意味での「罹患率」を用いたほうが信頼度の高いデータを得ることができます.

14 オリジナル問題→p.24

寄与危険割合で正しいのはどれか.
1. 曝露群の人口に対する曝露による罹患者数の割合(曝露群の曝露による罹患率).
2. 曝露群の患者数に対する曝露による罹患者数の割合.
3. 曝露群と非曝露群の罹患率の比.
4. オッズ比と近似した値となる.

解説 1. は寄与危険です. 3. と4. は相対危険のことです.

15 109回(2023年)保健師国家試験問題→p.24

40歳以上の男性を対象とした疫学研究で，虚血性心疾患死亡率(10万人年対)を観察した. 虚血性心疾患死亡率は，喫煙群では50.0，非喫煙群では25.0であった.
このときの寄与危険割合を百分率で求めよ.
ただし，小数点以下の数値が得られた場合には，小数点以下第1位を四捨五入すること.

解答：①②%

解答：	①	②%
	0	0
	1	1
	2	2
	3	3
	4	4
	5	5
	6	6
	7	7
	8	8
	9	9

解説 寄与危険割合を求めるために，まず相対危険を計算します. 喫煙群の死亡率は50.0/10万人年，非喫煙群の死亡率は25.0/10万人年ですので，相対危険は下記の式で計算できます.

相対危険＝喫煙群の死亡率÷非喫煙群の死亡率
$$= (50.0/10万人年) \div (25.0/10万人年) = 50 \div 25 = 2.0$$

寄与危険割合は次の式で計算できます.

$$寄与危険割合 = 1 - \frac{1}{相対危険} = 1 - \frac{1}{2.0} = 0.5 (50\%)$$

16　105回（2019年）保健師国家試験問題 → p.25

人口（集団）寄与危険割合を直接計算するのに必要な情報はどれか．
1. 全死亡数
2. 累積罹患数
3. 平均有病期間
4. 対象集団の疾病頻度

解説　人口寄与危険割合は次の式で算出します．選択肢のなかでは，4．の対象集団の疾病頻度（罹患率）が計算に必要です．

$$人口寄与危険割合 = \frac{対象集団（人口全体）の罹患率 - 非曝露群の罹患率}{対象集団（人口全体）の罹患率}$$

17　97回（2011年）保健師国家試験問題 → p.25

人口10万人当たりの年間の肺がん死亡率が，喫煙者では100，非喫煙者では20，集団全体では50であった．
人口寄与危険割合はどれか．
1. 30%
2. 40%
3. 50%
4. 60%
5. 80%

解説　死亡率でも罹患率と同様の考え方で人口寄与危険割合を算出することができます．人口全体の死亡率が50/10万，非喫煙者の死亡率が20/10万ですので，人口寄与危険割合は下記の式から算出されます．

$$人口寄与危険割合 = \frac{人口全体の死亡率 - 非曝露群の死亡率}{人口全体の死亡率}$$

$$= \frac{\dfrac{50}{10}万 - \dfrac{20}{10}万}{\dfrac{50}{10}万} = \frac{\dfrac{30}{10}万}{\dfrac{50}{10}万} = 0.6（60\%）$$

18　108回(2022年)保健師国家試験問題➡p.26

症例対照研究で計算が可能な指標はどれか.
1. 受療率
2. オッズ比
3. 寄与危険
4. 推計患者数
5. 5年生存率

解説　症例対照研究では罹患率が算出できないために,相対危険と寄与危険を求めることができません.そこで,オッズ比(症例群のオッズと対照群のオッズの比)をもって相対危険の近似値とします.

19　103回(2017年)保健師国家試験問題➡p.26

心筋梗塞発症者100人と性・年齢をマッチングした心筋梗塞非発症者100人の5年前の健康診断の結果を調査し,糖尿病の有無を確認した.その結果,心筋梗塞発症者で20人,心筋梗塞非発症者で15人が糖尿病であった.
糖尿病であることの心筋梗塞発症に対するオッズ比を求めよ.
ただし,小数点以下第2位を四捨五入すること.

解答：①.②

解答：① . ②
0　0
1　1
2　2
3　3
4　4
5　5
6　6
7　7
8　8
9　9

解説　心筋梗塞発症者(症例群)と非発症者(対照群)の5年前の糖尿病の有無を調査しています.過去における発症要因を比較していますので症例対照研究です.この問題のように症例対照研究の結果が文章だけで記載されている場合は,自分で四分表を作成して,タスキがけでオッズ比を求める必要があります.

	糖尿病(5年前)	
	あ り	な し
心筋梗塞群	20	80
対照群	15	85

$$オッズ比 = \frac{20 \times 85}{15 \times 80} = 1.4166\cdots$$

20　109回（2023年）保健師国家試験問題 → p.26

対象者1,000人を選び，高血圧の有無と慢性腎臓病の有無を調査した結果を以下に示す．

		慢性腎臓病	
		あり	なし
高血圧	あり	100	200
	なし	100	600

高血圧「あり」の高血圧「なし」に対する慢性腎臓病「あり」のオッズ比を求めよ．ただし，小数点以下の数値が得られた場合には，小数点以下第2位を四捨五入すること．

解答：①.②

解答：①.②
①	②
0	0
1	1
2	2
3	3
4	4
5	5
6	6
7	7
8	8
9	9

解説　一時点における高血圧と慢性腎臓病の有病の関係を調査しているので横断研究です．横断研究でも症例対照研究と同様にオッズ比を算出することができます．オッズ比は四分表のタスキがけで求められますので，次の式で算出できます．

$$オッズ比 = \frac{100 \times 600}{100 \times 200} = 3.0$$

なお，オッズ比が1以上ですので高血圧と慢性腎臓病の有病に相関があるといえますが，横断研究であり時間的な推移が不明ですので，因果関係は推定できません．

21　95回（2009年）保健師国家試験問題 → p.28

市内の中学校10校を無作為に2群に分け，一方の生徒に肥満予防のパンフレット配布に加え肥満予防教育の授業を実施し，他方の生徒に肥満予防のパンフレット配布のみを行った．実施の前後に肥満予防行動について意識調査を行った．
この調査方法はどれか．
　1．介入調査
　2．横断的調査
　3．生態学的調査
　4．症例対照調査

解説　研究者が意図的に肥満予防教室を行って，行わなかった群と意識の変化を比較検討しているので介入研究です．集団単位で介入を行っているので介入研究のなかでも地域介入研究といえます．

22 101回（2015年）保健師国家試験問題→p.28

介入研究で正しいのはどれか．2つ選べ．
1. 仮説設定のために用いられる．
2. 無作為化（割付）を前提としている．
3. 介入と結果との時間的関係が明確である．
4. 複数の曝露要因の影響を検討することはできない．
5. 観察研究より高いレベルのエビデンスを提供する．

解説　1．「どんな発症要因があるか？」という仮説を新たに考えるためではなく，すでにある仮説を証明するために行います．2．選択バイアスが入らないように無作為割付（ランダマイズ）を行うのが原則です．ただし，A町とB町で異なった介入をして比較するような地区介入研究では，個々の町民を無作為割付するわけではありません．正否の判断が悩ましい選択肢です．3．正しい．4．1つの要因に関して介入群と非介入群で比較検討することが多いので，原則的に（コホート研究と同様に）検討できる要因は1つです．ただし，複数の介入法を設定するなど，研究デザインによっては複数の要因を調べることもできます．5．正しい．

23 100回（2014年）保健師国家試験問題→p.30

疫学研究における因果関係の推論で正しいのはどれか．2つ選べ．
1. 関連の一致性は因果推論を強める．
2. 統計学的に有意な関連は因果関係である．
3. 関連の整合性は因果推論の十分条件である．
4. 関連の特異性は因果推論の必要十分条件である．
5. 関連の時間的関係性は因果推論の必要条件である．

解説　1．関連の一致性（普遍性）は，疫学研究を繰り返し行っても同様の結果が得られることであり，因果関係の可能性を高めます．2．統計学的に有意な関連があっても，因果関係の十分条件にはなりません（たとえば，時間性が明確でなければ因果関係は推論できません）．3．関連の整合性は他の医学的知見と矛盾しないことであり，因果関係の可能性を高めますが，これだけで因果関係があるとはいえません（十分条件ではありません）．4．関連の特異性があれば因果関係を強く示唆しますが，必要条件ではありません（特異性がなくても因果関係を推論できる）ので，必要十分条件とはいえません．5．関連の時間性は因果推論の必要条件です．

24　103回（2017年）保健師国家試験問題 ➡ p.18, 30

因果関係を推測することができる研究デザインはどれか．2つ選べ．
1. 横断研究
2. 記述疫学
3. 生態学的研究
4. コホート研究
5. 症例対照研究

解説　要因曝露と疾病罹患の時間的関係が明確で因果関係を推測することができるのは，コホート研究と症例対照研究です．

25　99回（2013年）保健師国家試験問題 ➡ p.31

インフルエンザの原因と発症との因果関係で正しいのはどれか．
1. ウイルスは発症の必要条件である．
2. ウイルスは発症の十分条件である．
3. ウイルスは発症の必要十分条件である．
4. ウイルスは発症の必要条件でも十分条件でもない．

解説　ウイルスが存在することはインフルエンザを発症するために必要なので必要条件です．ウイルスが存在しても（ホストの免疫がないことなど）他の条件が整わないとインフルエンザは発症しないので十分条件ではありません．

26　105回（2019年）保健師国家試験問題 ➡ p.32

系統誤差の原因はどれか．
1. マッチング
2. 高い追跡率
3. 低い抽出率
4. 無作為化（割付）
5. 検者間の測定差

解説　疫学研究の誤差には，データのばらつきなどで偶然に生じる偶然誤差と，特定の要因によって一定の傾向をもった系統誤差（バイアス）があります．1. マッチングは交絡因子による系統誤差の制御法です．2. 高い追跡率は偶然誤差を小さくします（追跡率が低いと観察集団の人年数の総和が小さくなり，偶然誤差が出やすくなります）．3. 抽出率が低いと観察集団の人年数の総和が小さくなり，偶然誤差が出やすくなります．4. 無作為割付は交絡因子による系統誤差の制御法です．交絡因子による系統誤差の制御法です．5. 検者間の測定差（検査する機械や技師によって測定方法が異なるなど）は一定の傾向をもった系統誤差の原因になります．

27 99回（2013年）保健師国家試験問題→p.32

市の保健師が市内在住の成人の生活実態把握のために横断調査を行う．
対象者の選定で適切なのはどれか．
1. 市内の主要駅の通行人
2. 無作為に選定した1地区の成人全員
3. 市の住民基本台帳から無作為に選定した成人
4. インターネットで募集した成人

解説　1．では外出できる健康な人を，2．は一部の地区の人を，4．はインターネットが操作できる人を中心に偏って選んでしまい，選択バイアスが生じる可能性があります．

28 95回（2009年）保健師国家試験問題→p.32

情報バイアスが生じる可能性が高いのはどれか．
1. 調査対象者を雑誌で公募した．
2. 症例対照調査で肺癌患者に喫煙歴を詳細に尋ねた．
3. 調査対象者をくじ引きで2グループに分けて比較した．
4. 症例対照調査で対照群を大学病院の外来患者から選んだ．

解説　1．たとえば，女性雑誌であれば対象者が女性ばかりになるといった選択バイアスが生じる可能性があります．2．情報のとり方によって生じる誤差なので情報バイアスです．3．介入試験で無作為割付することは交絡因子の制御になります．4．重症な基礎疾患を有した人が多いなど，選択バイアスが生じる可能性があります．

29 104回（2018年）保健師国家試験問題→p.32

耐糖能異常の頻度の地域比較調査を行ったところ，A地区では空腹時血糖で評価し，B地区では随時血糖で評価していたことが明らかになった．
疫学調査法におけるこのような問題点はどれか．
1. 交　絡
2. 偶然誤差
3. 選択の偏り（バイアス）
4. 情報の偏り（バイアス）

解説　情報のとり方に偏りがあるため誤差（情報バイアス）を生じる可能性があります．

30 92回（2006年）保健師国家試験問題→p.32

多量飲酒と肺癌に関する症例対照調査を実施した．多量飲酒の肺癌発生に対するオッズ比は2.0であったが，多量飲酒と喫煙との関連が強いので，喫煙有無別に集計した．喫煙有群，喫煙無群ともにオッズ比は1.0となった．
多量飲酒と肺癌との関係に影響を与えている喫煙の作用はどれか．

1. 危険因子
2. 交絡因子
3. 情報バイアス
4. 選択バイアス

解説　オッズ比2.0という関連の強固性を思われる結果が出たけれども，特定の因子（喫煙）の有無に分けて集計をし直した（層化解析を行った）ところ，オッズ比1.0と関連がないことが判明したわけですから，この因子（喫煙）が交絡因子であったということです．

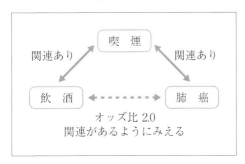

31 105回（2019年）保健師国家試験問題→p.35

症例対照研究における交絡因子の制御方法はどれか．

1. 無作為化
2. マッチング
3. 単変量解析
4. ブラインド法
5. 対象者数の増加

解説　症例群と対照群の標本を抽出するときに，マッチング（両群の年齢や性別の構成を同じようにする）ことで交絡因子をできるだけ制御することができます．介入研究の際の無作為割付は交絡因子の制御法です．ブラインド化は情報バイアスの制御が目的です．研究の対象者を増やすことは偶然誤差を減らすことになります．

32 104回（2018年）保健師国家試験問題＊改変 → p.35

コホート研究の結果を解析したところ，性別が交絡因子となって結果に影響を与えていることが分かった．そのため，男女別に結果を分析することにした．この制御法はどれか．

1. 限　定
2. 層　化
3. 標準化
4. 無作為化
5. マッチング

解説　疫学研究の終了後に，交絡因子の層別（男性，女性）に分けて結果を解析しているので層別解析（層化解析）です．

解答

1 2	**2** 4	**3** 2	**4** 1	**5** 3	**6** 3	**7** 3	**8** 5	**9** 3
10 4	**11** 4	**12** 4	**13** 3	**14** 2	**15** ①5　②0		**16** 4	**17** 4
18 2	**19** ①1　②4		**20** ①3　②0		**21** 1	**22** 3, 5	**23** 1, 5	
24 4, 5	**25** 1	**26** 5	**27** 3	**28** 2	**29** 4	**30** 2	**31** 2	
32 2								

3 疾病頻度の指標

▶▶ 保健師を目指す学生さんへ

　保健師として地域住人の疾病の罹患状況を把握することは非常に重要ですので，有病率や罹患率など疾病頻度の指標を正確に読みとる力を身に付けてください．保健師国家試験でも出題されますが，各指標の意味を理解しておけば決して難しくはありません．ただし，年齢調整は苦手な人が多いので時間をかけてしっかり勉強しましょう．

▶▶ 臨床看護師を目指す学生さんへ

　新型コロナウイルス感染拡大の際に，有病率，罹患率，致命率などの言葉はマスコミ報道で頻回に耳にしたと思います．臨床現場でも疾病の罹患状況や重篤度を把握するために日常的に使用します．第一次予防と第二次予防の違いは医療人の常識です．看護師国家試験にも出題されます．

🔒 Keyword

有病率，罹患率，死亡率，致命率，第一次予防，第二次予防，年齢調整

1 疾病指標の概念

　疾病の予防やコントロールを行うためには，人間集団における疾病の罹患状況や重篤度を正確に把握することが必要です．それらを客観的に評価する指標として，有病率，罹患率，死亡率，致命率（致死率）などがあります．まずは，表3-1に示した例で，それぞれの指標の意味をイメージしてみましょう．大雑把にいうと，有病率は「ある日における，観察集団（人口）のなかで調査目的とする疾患Aを有している人の割合」，罹患率は「一定期間（1年間）に，観察集団（人口）

表3-1　疾病指標の概念の例

有病率	2023年10月1日の時点に，B県で人口1,000人あたり，疾患Aの患者が何人いるか？
罹患率	2023年の1年間に，人口1,000人あたり，疾患Aの患者が新規に何人罹患したか？
死亡率	2023年の1年間に，人口1,000人あたり，疾患Aの患者が何人死亡したか？
致命率	疾患Aの患者が，どれくらいの割合で死亡したか？

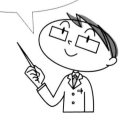
まずは，有病率，罹患率，死亡率，致命率のイメージをつかもう！

のなかで新たに疾患Aに罹った人の割合」，**死亡率**は「一定期間（1年間）に，観察集団（人口）のなかで疾患Aにより死亡した人の割合」，**致命率**は「疾患Aに罹患した人のなかで，死亡した人の割合」です．おおまかな全体像を頭に入れてから，それぞれの指標を勉強するとお互いを関連づけて理解できるでしょう．

2　有病率

　有病率は，ある一時点において観察集団の人数（人口）あたり，何人が調査目的とする疾患を有しているかを表す指標です（**図3-1**）．地域住人の有病率を表記するときは，人口1,000人あたりや10万人あたりで表すことが一般的です（1,000人あたりの意味はp.22参照）．現在の福岡市の人口が100万人で糖尿病患者が1万人いるとすれば，現在の福岡市における糖尿病の有病率は1万人/100万人＝0.01（1％）です．人口1,000人あたりであれば，「もしも1,000人いたら何人になるの？」の意味ですから，有病率に1,000人をかけて10人（0.01×1,000＝10）となります．

$$有病率＝\frac{ある一時点における患者数}{ある一時点における観察集団の人数（人口）}$$

　図3-2の例で，2023年3月1日における有病率を計算してみましょう．3月1日における観察集団の人数は100人で，有病者数は5人（No.1，2，4，6，10）なので，次の式より有病率は0.05（5％）であることがわかります．人口1,000人あたりで表記すれば0.05×1,000＝50となります．

$$有病率（3月1日時点）＝\frac{5}{100}＝0.05（5％）　50（人口1,000人あたり）$$

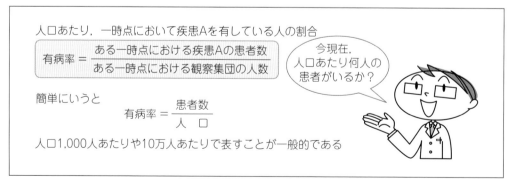

図3-1　有病率

　有病率は発症時期が不明瞭で経過の長い疾患（生活習慣病，精神疾患など）の頻度を表すのに適しています．有病率が前年より上昇するのは人口あたりの有病者数が増加したことなので，単純に考えれば悪い傾向です．しかし，治療法の進歩などにより，すぐに死亡していた患者の生存期間が長くなり（有病者が死なず

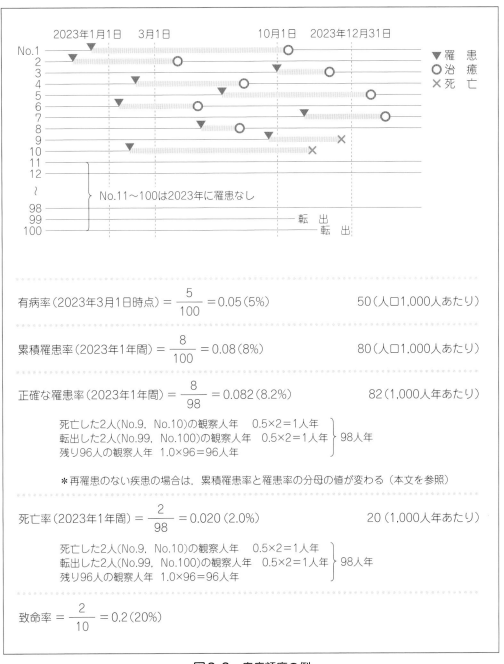

図3-2　疾病頻度の例

に蓄積されるために)有病率が上昇する場合もありえます．p.59の「有病率＝罹患率×罹病期間」の説明を参照してください．したがって，「有病率の上昇＝悪いこと」とは必ずしもいえません．

　なお，有病率や後述する罹患率および死亡率で，その疾患に罹患する人が限られている場合は，観察集団のなかで罹患する可能性のある人(危険曝露人口)だけを分母とします．たとえば，子宮癌は女性しか罹患しないので分母にくるのは女性の人口となります．

3　罹患率と累積罹患率

　広義の**罹患率**とは，ある一定期間(1年間など)内に，観察集団の人数(人口)あたり，何人が調査目的とする疾患に新たに罹患したかを表す指標です(**図3-3**)．ウイルス感染症など経過の短い疾患では1週間単位などで罹患率を求めます．地域住人の罹患率を表記するときは，人口1,000人あたりや10万人あたりで表すことが一般的です．

　人口100万人の福岡市で昨年1年間に新たに1,000人が糖尿病に罹患したとすれば，昨年1年間の糖尿病の罹患率は1,000人/100万人＝0.001(0.1％)です．人口1,000人あたりであれば，0.001×1,000＝1となります．

　罹患率(累積罹患率)が以前より上昇するのは人口あたりの新規に罹患した患者数が増加することなので，どのような場合でも悪い傾向です．有病率と異なり，「罹患率の上昇＝悪いこと」と言い切れます．後述(p.61)するように，第一次予防の目的は罹患率を下げることです．

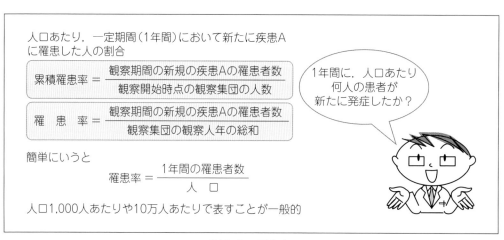

人口あたり，一定期間(1年間)において新たに疾患Aに罹患した人の割合

$$累積罹患率 = \frac{観察期間の新規の疾患Aの罹患者数}{観察開始時点の観察集団の人数}$$

$$罹患率 = \frac{観察期間の新規の疾患Aの罹患者数}{観察集団の観察人年の総和}$$

簡単にいうと

$$罹患率 = \frac{1年間の罹患者数}{人口}$$

人口1,000人あたりや10万人あたりで表すことが一般的

1年間に，人口あたり何人の患者が新たに発症したか？

図3-3　罹患率

a) 累積罹患率

ここで，厳密にいうと地域住人の人口は観察期間中に変動するはずです．それを考慮せずに，観察開始時点の人口を分母として計算した場合を**累積罹患率**と呼びます．

$$累積罹患率＝\frac{観察期間の新規の罹患者数}{観察開始時点の観察集団の人数（人口）}$$

図3-2（p.53）の例で，1年間（2023年1月1日〜12月31日）の累積罹患率を計算してみましょう．観察開始時点である2023年1月1日の観察集団の人数は100人で，12月31日までに新たに罹患した患者数は，8人（No.3〜10）です．No.1とNo.2は1月1日の時点ですでに罹患していますので，新規の罹患者数にはカウントしません．累積罹患率は次の式より0.08（8％）であることがわかります．人口1,000人あたりで表記すれば0.08×1,000＝80となります．

$$累積罹患率（1年間）＝\frac{8}{100}＝0.08（8％）\quad 80（人口1,000人あたり）$$

b) 罹患率（狭義の罹患率）

もっと厳密に正確な**罹患率**を求めるためには，観察期間中の人口の変動を考慮して，地域住人一人ひとりの観察期間の総和を分母として計算する必要があります．この観察期間の総和を求めるときにp.23で説明した人年法を用います．

$$正確な罹患率＝\frac{観察期間の新規の罹患者数}{観察集団の観察人年の総和}$$

人年法では1人を1年間まるまる観察すれば1人年という単位で表します．年度の途中で地域に転入や転出した人は（本当の観察期間は何か月であっても）簡略化して全員を0.5年だけ観察したとして計算します．

図3-2の例では，2人（No.99，100）が年度途中に転出しているので，観察人年は2人で0.5年×2人＝1人年です．2人（No.9，10）は年度途中に亡くなっているので，観察人年は2人で0.5年×2人＝1人年です．残りの96人は1年間まるまる観察していますから，観察人年は96人年です．したがって，観察集団の観察人年の総和は1＋1＋96＝98人年となりますので正確な罹患率は次の式から求められます．

$$正確な罹患率＝\frac{8}{98}＝0.082（8.2％）\quad 82（1,000人あたり）$$

c) 罹患する人が限られている場合の累積罹患率と罹患率

有病率の項で説明（p.54）したように，累積罹患率や罹患率でも，その疾患に罹患する人が限られている場合は，観察集団のなかで罹患する可能性のある人（危険曝露人口）だけを分母とします．さらに，罹患したら二度と罹患しないような疾患を対象とする場合は，観察開始時点ですでに罹患している人は対象からはずれますし，途中で罹患した人の観察期間は（罹患後の観察期間は対象とならないので）0.5年となります．

図3-2（p.53）の例で累積罹患率を求めると，No.1とNo.2は1月1日の時点ですでに罹患していますので対象からはずれます．したがって観察開始時点の人数は98人となります．

$$累積罹患率（1年間）＝\frac{8}{98}＝0.082（8.2\%）\quad 82（人口1,000人あたり）$$

正確な罹患率でもNo.1とNo.2は対象からはずれます．さらに，新規に罹患した8人の観察期間は0.5年となるので，観察人年は8人で0.5年×8＝4人年です．転出した2人（No.99，100）は0.5年×2人＝1人年です．したがって，観察集団の観察人年の総和は4＋1＋88＝93人年となりますので，正確な罹患率は次の式から求められます．

$$正確な罹患率＝\frac{8}{93}＝0.086（8.6\%）\quad 86（1,000人あたり）$$

ちょっと追加 ··

罹患率と類似した指標として，発症率があります．罹患率と同じ意味で使用することもありますが，一般には罹患率（累積罹患率）が観察集団全体（地域住人の人口など）における新規の罹患者の割合であるのに対して，発症率は特定の発症リスクがあった人に限って，そのなかで罹患した人の割合を指すことが多いです．たとえば，特定の食品が原因である食中毒の罹患状況を調べる場合などに用います．原因食品を食べていない人は食中毒を発症するはずがないので，分母を原因食品を食べた人だけに限定するわけです．

$$食中毒の発症率＝\frac{食中毒を発症した人数}{原因の食品を食べた人数}$$

また，特定の区分（疾患や年齢区分など）のデータ数が全体のデータ数に占める割合のことを相対頻度と呼びます．たとえば，A町で年間に1,000人が感染症に罹患して，そのうち700人が肺炎であれば，肺炎の罹患者数のすべての感染症罹患者数

に対する相対頻度は700/1,000＝0.7（70％）です．B町の年間の死亡者が100人で，そのうち2人が乳児であれば，乳児死亡の全死亡に対する死亡者数の相対頻度は2/100＝0.02（2％）となります．

4 死亡率

死亡率は，ある一定期間（1年間など）内に，観察集団の人数（人口）あたり，何人が調査目的とする疾患により死亡したかを示す指標です（**図3-4**）．地域住人の死亡率を表記するときは，人口1,000人あたりや10万人あたりで表すことが一般的です．人口100万人の福岡市で昨年1年間に糖尿病により500人が死亡したとすれば，昨年1年間の糖尿病による死亡率は500人/100万人＝0.0005（0.05％）であり，人口1,000人あたりであれば0.0005×1,000＝0.5となります．

罹患率と同様の考え方で，厳密に正確な死亡率を求める場合は，観察集団の観察人年の総和に対して観察期間に死亡した人の割合をいいます．観察期間の総和は人年法で計算します．

$$正確な死亡率 = \frac{観察期間の死亡者数}{観察集団の（死亡前の）観察人年の総和}$$

観察期間中に亡くなった人は（再び亡くなることはないので）観察期間は0.5年とします．

図3-2（p.53）の例では，亡くなった2人（No.9，10）と転出した2人（No.99，100）の観察期間が0.5年となります．その他の96人は1人年でカウントできま

人口あたり，一定期間（1年間）において疾患Aで死亡した人の割合

$$死亡率 = \frac{観察期間の疾患Aによる死亡者数}{観察集団の観察人年の総和}$$

1年間に，人口あたり何人の患者が死亡したか？

簡単にいうと

$$死亡率 = \frac{1年間の死亡者数}{人口}$$

人口1,000人あたりや10万人あたりで表すことが一般的．

● 人口動態統計では，観察期間中の1時点（10月1日）の人口を総人口として，1年間の総死亡数を総人口で割ったものを粗死亡率とするのが一般的

図3-4　死亡率

すので，観察期間の総和は0.5×2＋0.5×2＋96＝98人年となります．観察期間中の死亡者が2人なので，正確な死亡率は次の式から求められます．この値に1,000をかければ，1,000人年あたりの正確な死亡率が算出できます．

$$正確な死亡率＝\frac{2}{98}＝0.020（2.0％）　20（1,000人あたり）$$

┈ ちょっと追加 ┈┈┈┈┈┈┈┈┈┈┈┈┈┈┈┈┈┈┈┈┈┈┈┈┈

　実際の人口動態統計の死亡率（p.87参照）などでは，観察集団が日本や都道府県の住人全員など非常に多いために各人の観察期間を調べて総和するのは困難です．そこで，観察期間中の一時点（10月1日）の人口を総人口として分母とすることが一般的です．つまり，観察集団の1年間の総死亡数を10月1日の総人口で割ったものを死亡率として統計処理を行います．また，観察集団の年齢構成で調整した年齢調整死亡率と対する意味で，年齢調整していない死亡率を粗死亡率と表現します．

$$人口統計での粗死亡率＝\frac{1年間の総死亡数}{総人口数（10月1日の人口）}$$

5　致命率

　ある疾患に罹患した人のなかで，その疾患により死亡した人の割合が**致命率（致死率）**です．疾病の重篤度を表す指標です（**図3-5**）．新型コロナウイルス感染症に1万人が罹患し，そのうちで100人が死亡したとすれば，新型コロナウイルス感染症の致命率は100人/1万人＝0.01（1％）となります．

$$致命率＝\frac{ある疾患による死亡者数}{ある疾患の罹患者数}$$

　図3-2（p.53）の例では，罹患した人が10人（No.1～10）のうち，2人（No.9，

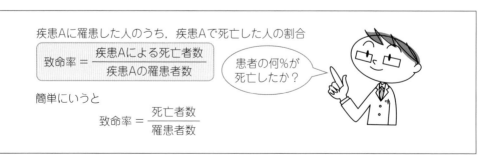

図3-5　致命率

10) が死亡しているので致命率は次の式から求められます．

$$致命率 = \frac{2}{10} = 0.20\,(20\%)$$

　一般に，致命率は感染症や食中毒など急性疾患で使用することが多いのですが，罹病期間が長い慢性疾患の場合でも「発病1年以内の致命率」など観察期間を明示して算出することは可能です．

　有病率，罹患率，死亡率が観察集団全員（人口）における疾病や死亡の割合であるのに対し，致命率は患者における死亡の割合なので注意しましょう．簡単にいうと，有病率，罹患率，死亡率は分母が「人口」で，致命率だけが分母が「患者数」です．

6 指標の相互関係

a) 有病率を変動させる要因

　観察集団のなかで「新たに病気になる人が増えるほど（罹患率が上昇するほど）病人の数が増える（有病率が上昇する）」，「一人ひとりの病気が長引くほど（罹病期間が長くなるほど）病人がたまって数が増える（有病率が上昇する）」ということはイメージとして理解できると思います．この現象を数式化したものが次の式です．

1年間の罹患率 × 罹病期間（年）＝有病率

　つまり，一定の間隔で新規の罹患者が発生する集団で，罹病期間（罹患して治癒あるいは死亡するまでの期間）が一定と仮定すれば，罹患率に罹病期間をかけ合わせたものが有病率になります．

　図3-6 (p.60) の例で確認してみましょう．人口10万人のC市で毎年1,000人が癌になり，罹病期間は6年間であるとします．1年間の罹患率は1,000/10万＝0.01（1%）です．C市には罹患1年目（この1年間で罹患した人）が1,000人，2年目が1,000人，3年目が1,000人，4年目が1,000人，5年目が1,000人，6年目が1,000人の合計6,000人の有病者がいるはずです．7年目以上の人は（罹病期間の6年間を過ぎているため）治癒するか死亡しています．現時点で，10万人あたり6,000人の有病者がいるので，有病率は6,000/10万＝0.06（6%）となります．つまり，1年間の罹患率 × 罹病期間（年）＝有病率の式が成立しています．

　この罹患率と有病率の関係は，小学校の新入生と在学生の関係によくたとえられます．毎年の新入生の数に在校期間（6年間）をかければ在校生の数になるからです．

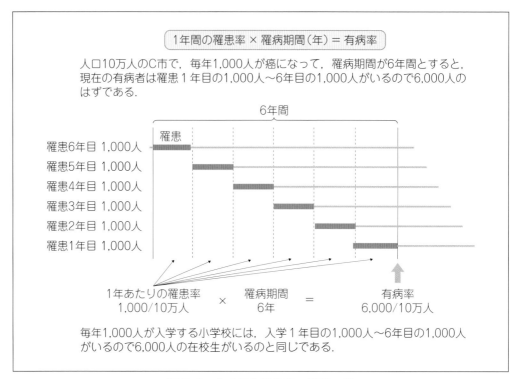

図3-6 有病率と罹患率の関係の例

　このように，有病率は罹患率だけでなく罹病期間によって変動するため，HIV感染症のように医学が進歩して罹病期間が長くなる（すぐに死亡しなくなる）と有病率が上昇することがありえます．「有病率の上昇＝悪いこと」とは必ずしもいえないことを理解して下さい．

b）死亡率を変動させる要因

　罹患率，致命率，死亡率の関係は，簡略化すると次の式になります．罹患率は人口あたり新規に罹患した患者数で，致命率は患者数あたりの死亡者数ですから，罹患率と致命率をかければ人口あたりの死亡者数となり，これは死亡率と同じことになります．

$$罹患率 \times 致命率 = \frac{罹患者数}{人口} \times \frac{死亡者数}{罹患者数} = \frac{死亡者数}{人口} = 死亡率$$

　図3-7の例で確認してみましょう．罹患率は0.05，致命率は0.02，死亡率は0.001です．罹患率（0.05）×致命率（0.02）＝死亡率（0.001）の式が成り立っています．死亡率を低下させるためには，罹患率と致命率を低下させる必要があります．

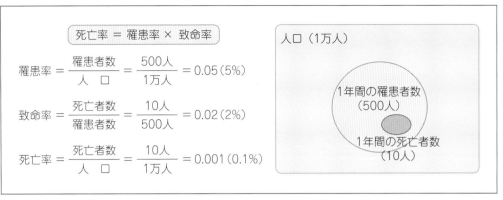

図3-7　罹患率，致命率，死亡率の関係の例

7　疾病の予防と指標の変化

　疫学の最終的な目的は疾病を予防しコントロールすることです．前項で説明したように，人口に対する死亡者の割合（死亡率）を低下させるためには，新たな罹患者の割合（罹患率）と罹患後に死亡する割合（致命率）を低下させる必要があります．疾病の予防は第一次予防〜第三次予防の3段階に分類され，第一次予防は罹患率を下げることを，第二次予防は致命率を下げることをおもな目的としています（**図3-8**）.

　第一次予防とは，住人が病気にならないようにすることで，健康教育（禁煙指導など），環境改善，予防接種などが含まれます．第一次予防を行えば，人口あたりの新規の罹患者が減少するので罹患率は低下します．罹患率が低下すれば，その疾患による死亡率も低下します．ただし，罹患してしまった患者の経過には，影響を及ぼさないので致命率は原則的に変化しません（厳密には第一次予防で予防できなかった病型の割合が増加することで致命率が変化する可能性はあります．たとえば，禁煙指導を徹底的に行って喫煙と関係する扁平上皮癌が減少し，肺癌における腺癌の割合が上昇した場合に肺癌全体の致命率が変化する可能性はあります）．なお，有病率は新規に罹患する患者が減少するので，低下するはずです．

　第二次予防とは，病気を早期にみつけて早期に治療することで，癌検診や人間ドックなどが含まれます．早期発見・早期治療により疾病の予後が改善するので致命率が低下します．罹患率が低下すれば，その疾患による死亡率も低下します．ただし，新規に罹患することを予防するわけではありませんので，罹患率は変化しません．また，有病率は早期発見によって（早く治癒するようになって）罹病期間が短縮する場合と，（病気がコントロールできるようになって）罹病期間が

第一次予防：発症予防
　　　　　　（病気にならないようにする）
　　　　　　健康教育，予防接種など

第二次予防：早期発見，早期治療
　　　　　　（病気を治りやすくする）
　　　　　　癌検診，人間ドックなど

第三次予防：機能障害防止
　　　　　　（機能を回復し，再発を予防をする）
　　　　　　リハビリテーション，デイケアなど

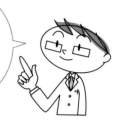

> 第一次予防の
> 目的は罹患率を
> 下げること
> 第二次予防の
> 目的は致命率を
> 下げること

第一次予防 ➡	罹患率　↓
	死亡率　↓
	致命率　変化なし
	有病率　↓

第二次予防 ➡	致命率　↓
	死亡率　↓
	罹患率　変化なし
	有病率　↓ or ↑

ある都市で徹底的に禁煙指導を行った
（第一次予防を行った）
⬇
新たに肺癌になる人が減少する
（罹患率の低下！）
⬇
肺癌で死亡する人の数が減少する
（死亡率の低下！）

肺癌になってしまった人の
予後には影響を及ぼさない
（致命率は変化なし）

肺癌患者の総数が減少する
（有病率の低下！）

ある都市で徹底的に肺癌検診を行った
（第二次予防を行った）
⬇
早期発見・早期治療により予後が改善する
（致命率の低下！）
⬇
肺癌で死亡する人の数が減少する
（死亡率の低下！）

新たに肺癌になる人の
数には影響を及ぼさない
（罹患率は変化なし）

肺癌患者の総数は減る（早く治るので）
あるいは増える（死ななくなったので）
（有病率の低下or上昇）

図3-8　疾病の予防と指標の変化

延長する場合があるので，有病率の変化は一定しません．

　第三次予防とは，病気になった人の機能障害や再発を防ぐことで，脳梗塞後の
リハビリテーションやデイケアなどが含まれます．

　第一次予防〜第三次予防に関しては看護師国家試験でも頻回に出題されます．
図3-8に示した例で疾病予防と指標の変化をきちんと理解しておきましょう．

　なお，特定の疾患に罹患するリスクが高い集団に絞って予防対策を行うことを
ハイリスクアプローチ，対象を限定せずに集団全体に予防対策を行うことをポピュ
レーションアプローチと呼びます．実際には2つのアプローチを区別するより，統
合して実践していくことが効果的です．たとえば，生活習慣病の予防であれば，住
民全員に対して食事や運動習慣の見直しを啓蒙し，特定健診の受診を呼びかける

ポピュレーションアプローチを行いながら，健診でメタボリック症候群あるいは予備群と診断された人たちに特定保健指導を行うハイリスクアプローチを行います．

8　死亡率の年齢調整（直接法と間接法）

a) 年齢調整の意味

1年間の総死亡数を総人口で割った粗死亡率は，観察集団の年齢構成により大きな影響を受けます．高齢者の割合が多いほど，（集団の保健状況とは関係なく）死亡者が多いのは当たり前です．**図3-9**に示した例で考えてみましょう．高齢者が多い市町村で粗死亡率が高くても，その地域の医療の水準が低いとは必ずしもいえません．年齢構成が異なる複数の集団の死亡状況を同じ土俵で比較するためには，年齢構成の影響を補正する必要があります．これを**年齢調整**と呼びます．

なお，集団の罹患状況が年齢構成の影響を受ける場合は，罹患率や有病率でも同様に年齢調整を行うことがあります．

b) 直接法と間接法

集団によって条件が違うために，観察結果を同じ土俵で比較できないときの調整法には，直接法と間接法があります．いずれの方法でも，最初に各集団に共通した比較対照となる基準集団を決めます．そして，「もしも，それぞれの観察集団の観察結果が基準集団と同じ条件で発揮されたら，どのような結果になるか？」を計算して，計算した結果を観察集団の間で比較するのが**直接法**です．

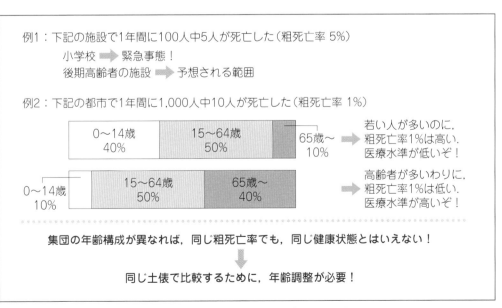

図3-9　死亡率に年齢調整が必要な理由

　逆に，「もしも，それぞれの観察集団の条件で基準集団の観察結果が発揮されたら，どのような結果になるか？」を計算し，計算した結果と観察集団の実際の結果との比を求めて，その比を観察集団の間で比較するのが**間接法**です．

c) 直接法の計算法

　非常にわかりにくいところなので，まず一般的なことを**図3-10**に示した例で説明します．観察対象（Aさん，Bさん，Cさん）のバスケットボールの得点が17点，14点，16点だったとします．しかし，身長が高いほど得点しやすいことを考慮すれば，身長が異なる3人（Aさん：180cm，Bさん：160cm，Cさん：140cm）の得点能力を実際の得点で単純に比較することは不公平です．身長差を調整して得点能力を比較する必要があります．そこで，身長200cmで20点を得点したプロ選手を基準に，直接法で身長差による影響を補正することにします．

　直接法は「もしも，それぞれの観察集団の観察結果が基準集団と同じ条件で発揮されたら，どのような結果になるか？」を計算するので，「もしも，Aさん，Bさん，Cさんの運動能力がプロ選手と同じ身長200cmで発揮されたら，何点とれるか？」を計算します．Aさんは身長180cmで17点を得点しているので，もしも身長が200cmなら，（17点/180cm）×200cm＝18.9点です．同様に，Bさんは17.5点，Cさんは22.9点となります．これらの身長で調整した得点を，3人の間で直接に比較します．Cさんの身長調整した得点が最も高いので，（実際の得点はAさんのほうが高いですが）身長差による影響を補正した得点能力はCさんが最も高いことになります．

　ここで，バスケットボールの得点を死亡率に，身長を年齢構成に置き換えて考えれば，死亡率の年齢調整における直接法のイメージがつかめると思います（**図3-11**）．

　直接法では，それぞれの観察集団の年齢階級別死亡率が，基準集団（実際の人口統計では2015（平成27）年の日本国民などを用います）と同じ条件（同じ年齢階級別人口構成）で生じた場合の死亡率（**年齢調整死亡率**）を計算します．そして，年齢調整死亡率を比較することで，観察集団の健康状態を判断します．

　実際に**図3-12**の例で直接法による年齢調整の練習をしてみましょう．計算しやすいように人口を非常に少なくした架空のデータにしています．A市の粗死亡率は90/1,500＝0.06で，B市の粗死亡率は33/1,000＝0.033ですので，粗死亡率をみればA市のほうが死亡率は高いことになります．

　そこで，基準集団をもとに直接法による年齢調整を行います．A市（観察集団）の年齢階級別死亡率が，基準集団と同じ年齢階級別人口構成で生じた場合の死亡率（年齢調整死亡率）を計算するのが直接法です．A市の50歳未満の人口は200

観察対象（Aさん，Bさん，Cさん）のバスケットボールの得点は17点，14点，16点であった．しかし，身長が高いほど得点しやすいことを考慮すれば，身長が異なる3人の得点能力を単純に得点だけで比較することはできない．

そこで，身長200cmで20点を得点したプロ選手を基準に，身長差を調整して，3人の得点能力を比較することにした．

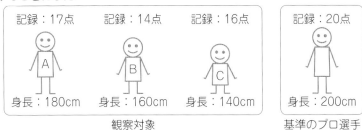

直接法：観察対象の各人の得点能力が，「もしも基準と同じ身長で発揮できたなら」を計算して，3人の間で比較する

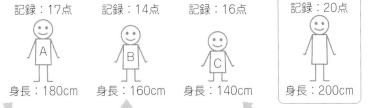

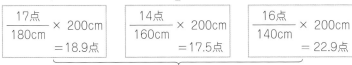

間接法：観察対象の各人の身長で，「もしも基準と同じ得点能力を発揮できたなら（期待記録）」を計算して，実際の記録との比を3人の間で比較する

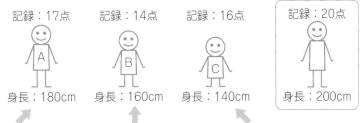

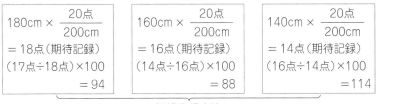

図3-10　直接法と間接法の例

●観察集団：調査対象としている集団（2023年の福岡市民，など）
●基準集団：比較したい相手（2015年の日本国民，など）

直接法：観察集団の年齢階級別死亡率が，基準集団と同じ
年齢階級別人口構成で生じた場合の死亡率（年齢
調整死亡率）を計算する.
観察集団の間で，年齢調整
死亡率を比較する.

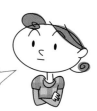

2023年の福岡市民の
年齢階級別死亡率が，2015年の
日本国民で生じたら？

間接法：観察集団の年齢階級別人口構成に，基準集団と同
じ年齢階級別死亡率が生じた場合の死亡数（期待
死亡数）を計算し，観察集団の実際の
死亡数との比（標準化死亡比）
を計算する.
観察集団の間で，標準化
死亡比を比較する.

2023年の福岡市民に，
2015年の日本国民の年齢階級別
死亡率が生じたら？

図3-11　死亡率の年齢調整

人で死亡数は1人なので50歳未満の年齢階級別死亡率は1/200です．この死亡
率が基準集団の50歳未満の年齢階級別人口（1,000人）に生じた場合の死亡数を計
算すると（1/200）×1,000＝5人となります．同様に計算すると，50〜64歳で
は30人，65歳以上では32人となります．これを合計した67人が，A市の年齢
階級別死亡率が基準集団の年齢階級別人口構成で生じた場合の死亡数となります．

　基準集団の総人口は2,000人なのでA市の年齢調整死亡率は67/2,000＝
0.0335となります．同様の方法で，B市の年齢調整死亡率も計算すると
88/2,000＝0.044となります．つまり年齢調整をすれば，B市のほうが死亡率
は高いことがわかりました．

d) 間接法の計算法

　間接法も，まず一般的なことを**図3-10**に示したバスケットボールの例で説明
します．間接法は「もしも，それぞれの観察集団の条件で基準集団の観察結果が
発揮されたら，どのような結果になるか？」を計算するので，「もしもAさん，B
さん，Cさんの身長でプロ選手の運動能力が発揮されたら，何点とれるか？」を
計算します．プロ選手は身長200cmで20点を得点するので，身長がAさんと
同じ180cmなら，期待される記録は180cm×（20点/200cm）＝18点になり

●観察集団：調査対象としている集団
●基準集団：比較したい相手

> A市やB市の
> 年齢階級別死亡率が，
> 基準集団で生じたら？

直接法：観察集団の年齢階級別死亡率が，基準集団
と同じ年齢階級別人口構成で生じた場合の
死亡率（年齢調整死亡率）を計算する

	A　市		B　市		基準集団	
	年齢階級別人口	死亡数	年齢階級別人口	死亡数	年齢階級別人口	死亡数
50歳未満	200	1	600	6	1,000	10
50～64歳	500	25	300	15	600	30
65歳以上	800	64	100	12	400	40
合　計	1,500	90	1,000	33	2,000	80

①観察集団のA市の年齢階級別死亡率が，基準集団と同じ年齢階級別人口構成で
生じた場合の死亡数は？

	A市 年齢階級別死亡率	基準集団 年齢階級別人口	
50歳未満	1/200	1,000	（ 1/200）×1,000＝ 5
50～64歳	25/500	600	（25/500）× 600＝30
65歳以上	64/800	400	（64/800）× 400＝32
合　計		2,000	67

②A市の年齢調整死亡率は？

$$年齢調整死亡率 = \frac{67}{2,000} = 0.0335 \quad 33.5（人口1,000人あたり）$$

③同様に計算したB市の年齢調整死亡率は？

$$年齢調整死亡率 = \frac{88}{2,000} = 0.044 \quad 44（人口1,000人あたり）$$

図3-12　死亡率の年齢調整（直接法）の例

ます．つまり，Aさんにプロ並みの運動能力があるなら，18点をとれたはずです．
ここで実際のAさんの得点は17点なので，期待される記録との比は17点÷18
点＝0.94（94％）になります．Aさんの得点能力は基準のプロ選手の94％とい
うことです．同様に，Bさんは0.88（88％），Cさんは1.14（114％）です．こ
れらの標準化得点比を，3人の間で比較します．直接法と同じく，Cさんの得点
能力が高いことがわかります．
　　ここで，バスケットボールの得点を死亡率に，身長を年齢構成に置き換えて考

● 観察集団：調査対象としている集団
● 基準集団：比較したい相手

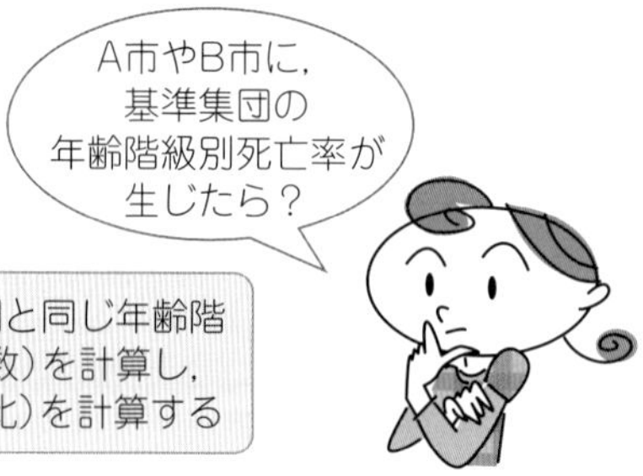

> A市やB市に，
> 基準集団の
> 年齢階級別死亡率が
> 生じたら？

間接法：観察集団の年齢階級別人口構成に，基準集団と同じ年齢階級別死亡率が生じた場合の死亡数（期待死亡数）を計算し，観察集団の実際の死亡数との比（標準化死亡比）を計算する

	A 市		B 市		基準集団	
	年齢階級別人口	死亡数	年齢階級別人口	死亡数	年齢階級別人口	死亡数
50歳未満	200	1	600	6	1,000	10
50～64歳	500	25	300	15	600	30
65歳以上	800	64	100	12	400	40
合 計	1,500	90	1,000	33	2,000	80

①A市の年齢階級別人口構成に，基準集団と同じ年齢階級別死亡率が生じた場合の期待死亡数は？

	A市 年齢階級別人口	基準集団 年齢階級別死亡率	
50歳未満	200	10/1,000	$200 \times (10/1,000) = 2$
50～64歳	500	30/ 600	$500 \times (30/ 600) = 25$
65歳以上	800	40/ 400	$800 \times (40/ 400) = 80$
合 計	1,500		107

②A市の実際の死亡数を期待死亡数で割ったもの（標準化死亡比）は？

$$標準化死亡比（SMR）= \frac{90}{107} = 0.841（84.1\%）$$

③同様に計算したB市の標準化死亡比は？

$$標準化死亡比（SMR）= \frac{33}{31} = 1.065（106.5\%）$$

	A 市		基準集団	
	年齢階級別人口	死亡数	年齢階級別人口	死亡数
50歳未満	200	1	1,000	10
50～64歳	500	25	600	30
65歳以上	800	6	400	40
合 計	1,500	90	2,000	80

使用せず

間接法では観察集団の年齢階級別死亡率を使用しない．
観察集団が小規模の場合の年齢階級別死亡率は，数人が増減しただけで大きく変化するため信頼性が乏しい．そこで，観察集団が小規模の場合は，計算に観察集団の年齢階級別死亡率を使用しない間接法のほうが適している．

図3-13　死亡率の年齢調整（間接法）の例

えれば，死亡率の年齢調整における間接法のイメージがつかめると思います（**図3-11**）．間接法では，それぞれの観察集団の年齢階級別人口構成に，基準集団と同じ年齢階級別死亡率が生じた場合の死亡数（**期待死亡数**）を計算し，観察集団の実際の死亡数との比（**標準化死亡比**）を計算します．そして，標準化死亡比を比較することで，観察集団の健康状態を判断します．

実際に**図3-13**の例で間接法による年齢調整の練習をしてみましょう．A市（観察集団）の年齢階級別人口構成に，基準集団と同じ年齢階級別死亡率が生じた場合の死亡数（期待死亡数）を計算し，A市の実際の死亡数との比（標準化死亡比）を求めるのが間接法です．A市の50歳未満の人口は200人ですから，基準集団の50歳未満の年齢階級別死亡率（10/1,000）が生じた場合の死亡数を計算すると，200×（10/1,000）＝2人となります．同様に計算すると，50～64歳では25人，65歳以上では80人となります．これを合計した107人がA市の年齢階級別人口構成に基準集団と同じ年齢階級別死亡率が生じた場合の死亡数（期待死亡数）となります．

A市の実際の死亡数は90なので標準化死亡比は90/107＝0.841（84.1％）です．同様の方法で，B市の標準化死亡比も計算すると33/31＝1.065（106.5％）となります．つまり間接法による年齢調整でも，B市のほうが死亡率は高いことが証明できました．

●観察集団：調査対象としている集団（2023年の福岡市民，など）
●基準集団：比較したい相手（2015年の日本国民，など）

直接法：観察集団の年齢階級別死亡率が，基準集団と同じ年齢階級別人口構成で生じた場合の死亡率（年齢調整死亡率）を計算する

大規模な集団　必要なデータ　観察集団の年齢階級別死亡率
基準集団の年齢階級別人口

間接法：観察集団の年齢階級別人口構成に，基準集団と同じ年齢階級別死亡率が生じた場合の死亡数（期待死亡数）を計算し，観察集団の実際の死亡数との比（標準化死亡比）を計算する

小規模な集団　必要なデータ　観察集団の年齢階級別人口と総死亡数
基準集団の年齢階級別死亡率

図3-14　死亡率の年齢調整のまとめ

　　ここで注目してほしいのは，間接法では観察集団の年齢階級別死亡率を使用しないという点です．観察集団が小規模の場合，死亡者が数人増減するだけで年齢階級別死亡率は大きく変動するため，信頼性が乏しい傾向にあります．したがって，観察集団が小規模の場合は，年齢階級別死亡率を使用しない間接法で年齢調整を行ったほうが適切です．

　　図3-14（p.70）に年齢調整のポイントをまとめているので，直接法と間接法の意味と必要なデータを理解し，実際に計算できるようにしておきましょう．

保健師国家試験の過去問題とオリジナル問題

1 **107回（2021年）保健師国家試験問題 →p.52**

A市のある一時点におけるC型肝炎を有している人の割合を示す指標はどれか．
1. 罹患率
2. 被患率
3. 有病率
4. 寄与危険
5. 相対頻度

> 解説　ある一時点において，観察集団の人数（人口）あたり，目的とする疾病を有している割合を示す指標は有病率です．被患率はある一時点の学校の児童・生徒数と患者数の割合であり，学校保健統計などで使用される指標です．

2 **103回（2017年）保健師国家試験問題 →p.54**

人口10万人の市において，ある一定期間の結核患者の発生頻度を表現する指標として適切なのはどれか．
1. 罹患率
2. 有病率
3. 被患率
4. 受療率
5. 相対頻度

> 解説　一定期間における，観察集団の人数（人口）あたり，目的とする疾病を新たに発生（罹患）する割合を示す指標は罹患率です．

3 109回（2023年）保健師国家試験問題➔p.55

累積罹患率の計算に必要なのはどれか．2つ選べ．
1. 観察開始時点での患者数
2. 各観察対象者の観察期間の総和
3. 観察期間に新たに発生した患者数
4. 観察開始時点での観察対象集団の人数
5. 観察終了時点での観察対象集団の人数

解説：解説：累積罹患率は次の式で求められます．

$$累積罹患率＝\frac{観察期間の新規の罹患者数}{観察開始時点の観察集団の人数}$$

4 99回（2013年）保健師国家試験問題➔p.55

人口122万人の市．1年間の結核新登録者数は183人，年末の活動性結核患者数は159人，年末の結核総登録患者数は549人であった．
年間の結核罹患率（人口10万人対）を求めよ．ただし，小数点以下の数値が得られた場合には，小数点以下第1位を四捨五入すること．

解答：①②

解答：	①	②
	0	0
	1	1
	2	2
	3	3
	4	4
	5	5
	6	6
	7	7
	8	8
	9	9

解説　このような大人数の集団を対象とした統計の場合，罹患率や死亡率で観察集団の観察人年の総和を求めるのは現実的ではないので，10月1日の人口などを分母とします．人口122万人あたり，1年間で183人が新規に結核に罹患したわけですから，罹患率は次の式で算出されます．

$$罹患率＝\frac{183}{122万}＝0.00015$$

人口10万人あたりでは0.00015×10万＝15です．
ただし，このような計算で罹患率をいったん少数で表すと計算ミスをしやすいので，下記の式のように分数の段階で10万をかけることをすすめます．

$$10万人あたりの罹患率＝\frac{183}{122万}×10万＝15$$

5 93回（2007年）保健師国家試験問題 → p.57

人口1,000人のA村で10年間での死亡数は20人であった．
人年法によるA村の死亡率（10万人年対）はどれか．

1. 20人
2. 100人
3. 200人
4. 1,000人

解説 1,000人を10年間観察していますので，観察人年の総和は1,000人 × 10年＝10,000人年
です．死亡率は次の式で求められます．

$$死亡率＝\frac{観察期間の死亡者数}{観察集団の観察人年の総和}＝\frac{20人}{10,000人年}$$

10万人年あたりを問われているので，この値に10万人年をかけます．死亡率をいったん少
数で表して10万をかけると計算ミスをしやすいので，このように分数の段階で10万をかける
ことをすすめます．

$$\frac{20人}{10,000人年}×10万人年＝200人$$

6 108回（2022年）保健師国家試験問題 → p.58

A市におけるある年の肺炎の罹患患者数は1,000人であり，そのうち死亡数は
50人であった．これらの肺炎患者のうち感染症Bによるものは100人であり，
そのうち死亡数は15人であった．
感染症Bによる致命率（致死率）を求めよ．ただし，小数点以下の数値が得られ
た場合には，小数点以下第1位を四捨五入すること．

解答：①②％

解答：	①	②
	0	0
	1	1
	2	2
	3	3
	4	4
	5	5
	6	6
	7	7
	8	8
	9	9

解説 次の式より，致命率は10％であることが算出できます．

$$致命率＝\frac{感染症Bによる死亡者数}{感染症Bの罹患者数}＝\frac{15}{100}＝0.15（15％）$$

この問題のように「小数点以下の数値が得られた場合には，小数点以下第1位を四捨五入しなさ
い」と書かれていると，答えが整数のときは慌てると思いますが，自分を信じて回答して下さい．

7　オリジナル問題→p.60

人口10万人の都市において，1年間に5,000人が新型インフルエンザに罹患し，致命率は2％であった．1年間の新型インフルエンザによる死亡率（人口1,000人あたり）はどれか．

1. 0.1
2. 1
3. 5
4. 10
5. 50

解説　年間の罹患者が5,000人で，致命率が2％なので，年間の死亡者は$5,000 \times 0.02 = 100$人です．したがって，死亡率は100/10万$= 0.001$であり，人口1,000人あたりであれば，$0.001 \times 1,000 = 1$となります．次の式から求めることもできます．

$$死亡率＝罹患率 \times 致命率 = \frac{5,000}{10万} \times 0.02 = 0.001$$

$$（人口1,000人あたり：0.001 \times 1,000 = 1）$$

8　104回（2018年）保健師国家試験問題→p.56

分母として人口データが得られない場合に，疾病の罹患や死亡などの全発生数を分母に用いて，ある疾病や年齢区分での発生が占める割合を示す指標はどれか．

1. 相対危険
2. 相対頻度
3. 累積罹患率
4. 人口寄与危険
5. 人口寄与危険割合

解説　全発生数に対する特定の疾患や年齢区分の発生数の割合を求めています．このように，全体のデータ数に対する特定の区分のデータ数の割合のことを相対頻度と呼びます．

9　107回（2021年）保健師国家試験問題→p.56

人口10万人のA市におけるある年度の死亡数は1,000人であった．悪性新生物の罹患数は300人であり，その死亡数は200人であった．
死亡に占める悪性新生物の相対頻度を求めよ．ただし，小数点以下の数値が得られた場合には，小数点以下第1位を四捨五入すること．

解答：①②％

解答：	①	②
	0	0
	1	1
	2	2
	3	3
	4	4
	5	5
	6	6
	7	7
	8	8
	9	9

解説　相対頻度とは全体のデータ数に対する特定の区分のデータ数の割合のことです．ここでは全死亡数に対する悪性新生物による死亡数を求めることになります．次の式より，相対頻度は0.2（20％）であることが算出できます．

$$\text{相対頻度} = \frac{\text{悪性新生物による死亡数}}{\text{全死亡数}} = \frac{200}{1,000} = 0.2\,(20\%)$$

10 107回（2021年）保健師国家試験問題 → p.55, 57

計算するときに人年法を用いるのはどれか．2つ選べ．
1. 死亡率
2. 有病率
3. 被患率
4. 有訴率
5. 罹患率比

解説　人年法は観察集団の人数（人口）あたり，一定期間における罹患者や死亡者の割合（罹患率や死亡率）を正確に求めるときに使用します．なお，罹患率比とは2つのグループの罹患率の比であり，コホート研究の相対危険のことです．有病率，被患率，有訴率はある一時点における割合ですから人年法は使用しません．

11 102回（2016年）保健師国家試験問題 → p.59

有病率を上昇させる要因はどれか．
1. 罹患率が低くなる．
2. 平均有病期間が長くなる．
3. 観察集団に健康な人が流入する．
4. 重症化して短期間に死亡する人が増える

解説　「罹患率×罹病期間＝有病率」を思い出してください．1．罹患率が低くなることは新規に罹患する患者が減ることを意味していますので，人口あたりの患者数である有病率は低下します．2．平均有病期間（罹病期間）が長くなれば患者がたまって，有病率は上昇します．3．分子の患者数が一定で分母の人口が増えるわけであるから，有病率は低下します．4．短期間に死亡する人が増えれば，人口あたりの患者数は減るために有病率は低下します．

12 97回（2008年）看護師国家試験問題 → p.61

一次予防はどれか．
1. がん検診
2. 精神障害者の作業療法
3. 拘縮予防のための理学療法
4. 性感染症予防のためのコンドームの使用

解説　看護師国家試験の問題です．病気にならないようにすることが第一次予防ですから，正解は
　　　4．です．1．は早期発見のための第二次予防です．2．と3．は機能回復や社会復帰を目指
　　　した第三次予防です．

13　109回（2023年）保健師国家試験問題 → p.61

一次予防はどれか．
　1. がん検診
　2. 母子健康手帳の交付
　3. 退院後の勤務時間の短縮
　4. 糖尿病患者への栄養指導

解説　1．がん検診は病気を早期に発見するための第二次予防です．2．母子健康手帳は母子の健
　　　康状態や予防接種などを記録するもので，健康管理により病気にならないようにするのが目
　　　的ですので第一次予防です．3．再発予防や円滑な職場復帰を目指すもので第三次予防とい
　　　えます．4．これは予防というより治療です．

14　99回（2013年）保健師国家試験問題 → p.61

二次予防の行動はどれか．2つ選べ．
　1. 市の胃がん検診を受診した．
　2. 毎日ラジオ体操に参加した．
　3. 脳梗塞後に言語療法を受けた．
　4. 同僚が結核に罹患したので胸部エックス線撮影を受けた．
　5. ヒトパピローマウイルス〈HPV〉ワクチンの接種を受けた．

解説　病気を早期に発見することが第二次予防なので，正解は1．と4．です．2．と5．は病気の
　　　予防ですので第一次予防であり，3．は機能回復を目指した第三次予防です．

15　オリジナル問題 → p.61

間違っているのはどれか．
　1. 第一次予防により罹患率の低下が期待できる．
　2. 第一次予防により死亡率の低下が期待できる．
　3. 第二次予防により罹患率の低下が期待できる．
　4. 第二次予防により致命率の低下が期待できる．
　5. 第二次予防により死亡率の低下が期待できる．

解説　第二次予防は罹患した人の早期発見・早期治療が目的であり，新たに罹患する患者数には影
　　　響を及ぼさないので罹患率は変化しません．

16　97回（2011年）保健師国家試験問題→p.62

町の保健師が，住民のアルコール関連疾患が増えてきたと感じて，生活習慣の調査を行った．住民調査と既存の統計資料との分析の結果，多量飲酒者が多いことがわかった．ポピュレーションアプローチはどれか．

1. 酒害相談日を設ける．
2. 飲酒の健康影響に関するポスターを作成する．
3. アルコール依存症の患者の治療状況を把握する．
4. 健康診査受診者で1日2合以上の飲酒者に健康教育を行う．

解説　住民全体を対象に疾病の予防対策を行うのがポピュレーションアプローチで，罹患リスクの高い集団に限って行うのがハイリスクアプローチです．2. がポピュレーションアプローチで，4. がハイリスクアプローチに相当します．1. 3. は予防対策というより，すでにアルコール関連疾患となった患者の把握や対応です．

17　94回（2008年）保健師国家試験問題→p.63

粗死亡率は上昇しているが年齢調整死亡率は低下している．
この理由で正しいのはどれか．

1. 高齢者の増加
2. 感染症の流行
3. 乳児死亡の増加
4. がん検診受診率の低下

解説　粗死亡率が上昇しているということは人口あたりの死亡者数が増加しているということです．しかし，年齢調整を行って年齢による影響を補正したら，死亡率は低下しているわけですから「高齢化が進んで死亡者が増えただけなのか！」ということがわかります．

18　102回（2016年）保健師国家試験問題→p.64

直接法による年齢調整死亡率の特徴はどれか．2つ選べ．

1. 小規模な集団の観察に適している．
2. 高齢者の多い集団では高くなりやすい．
3. 値は標準化死亡比〈SMR〉として示される．
4. 異なる観察集団の死亡率を直接比較できる．
5. 計算には観察集団の年齢階級別死亡率が必要である．

解説　1. 小規模な観察集団には年齢階級別死亡率を使用しない間接法が適しています．2. 年齢構成の違いを調整したものが年齢調整死亡率ですので，高齢者の多寡による影響は補正されます．3. 標準化死亡比を求めるのは間接法です．4. 各集団の年齢調整死亡率を求めることで，同じ土俵で比較することができるようになります．5. 直接法で計算するには観察集団の年齢階級別死亡率と基準集団の年齢階級別人口が必要です．

19 104回（2018年）保健師国家試験問題→p.64

直接法による年齢調整死亡率を算出する際に必要な情報はどれか．2つ選べ．
  1. 基準集団の死亡率
  2. 観察集団の死亡実数
  3. 観察集団の年齢別人口
  4. 基準集団の年齢別人口
  5. 観察集団の年齢別死亡率

解説 直接法の計算には観察集団の年齢階級別死亡率と基準集団の年齢階級別人口が必要です．

20 オリジナル問題→p.64

観察集団（A町）の年齢調整死亡率（人口1,000人あたり）はどれか．

年齢階級	観察集団（A町） 階級別の人口	観察集団（A町） 階級別の死亡率	基準集団 階級別の人口	基準集団 階級別の死亡率
0〜14歳	1,000	0.01	20,000	0.02
15〜64歳	6,000	0.02	60,000	0.03
65歳〜	3,000	0.03	20,000	0.04
合　計	10,000		100,000	

  1. 0.2　　　3. 20
  2. 2　　　　4. 200

解説 年齢調整死亡率を問われているので，直接法を用いた年齢調整を行う必要があります．観察集団（A町）の年齢階級別死亡率がすでに示されているので，年齢階級別の死亡数を人口で割る作業が省けます．A町の0〜14歳の年齢階級別死亡率は0.01ですから，これを基準集団の0〜14歳の人口である20,000にかけ合わせると200になります．同様の計算で15〜64歳は1,200，65歳以上は600になります．これを合計した2,000が，A町の年齢別死亡率が基準集団の年齢構成で生じた場合の死亡数となります．基準集団の総人口は100,000なので，A町の年齢調整死亡率は2,000/100,000＝0.02です．人口1,000人あたりであれば，0.02×1,000＝20となります．

$$\frac{0.01 \times 20,000 + 0.02 \times 60,000 + 0.03 \times 20,000}{100,000} = \frac{200 + 1,200 + 600}{100,000}$$

$$= \frac{2,000}{100,000} = 0.02 \ (1,000 人あたり20)$$

21　98回（2012年）保健師国家試験問題 → p.64

基準集団とA市との年齢階級別人口と死亡数とを表に示す.

（人）

年齢階級	基準集団		A市	
	年齢階級別人口	死亡数	年齢階級別人口	死亡数
40歳未満	80,000	80	3,000	6
40～64歳	80,000	160	6,000	6
65歳以上	40,000	160	9,000	18
合　計	200,000	400	18,000	30

直接法によるA市の人口10万人当たりの年齢調整死亡率はどれか.
1. 160
2. 200
3. 320
4. 370

解説 観察集団（A市）の40歳未満の人口は3,000で死亡数は6なので, 年齢階級別死亡率は6/3,000です. これを基準集団の40歳未満の人口である80,000にかけ合わせると160になります. 同様の計算で40～64歳は80に, 65歳以上は80になります. これを合計した320が, A町の年齢階級別死亡率が基準集団の年齢階級別人口構成で生じた場合の死亡数となります. 基準集団の総人口は200,000なので, A町の年齢調整死亡率は320/200,000＝0.0016です. 人口10万人あたりであれば, 0.0016×10万＝160となります. なお, いったん少数で表すと計算ミスしやすいので, （320/200,000）×10万＝160と計算することをすすめます.

$$\frac{(6/3,000 \times 80,000) + (6/6,000 \times 80,000) + (18/9,000 \times 40,000)}{200,000}$$

$$= \frac{160 + 80 + 80}{200,000} = \frac{320}{200,000} = 0.0016 \,(10万あたり160)$$

22　106回（2020年）保健師国家試験問題 → p.66

標準化死亡比（SMR）で正しいのはどれか.
1. 人口の大きな集団ほど高くなる.
2. 高齢化率の高い集団ほど高くなる.
3. 昭和60年モデル人口を基準人口として用いる.
4. 計算には観察集団の年齢階級別人口が必要である.
5. 直接法による年齢調整死亡率の計算過程で得られる.

解説　1．人口の小さな集団での死亡率の年齢調整は間接法が適していますが，人口の大小が標準化死亡比に影響することはありません．2．年齢構成の影響を補正するために年齢調整を行うのであり，高齢化率が標準化死亡比に影響することはありません．3．間接法では基準集団の年齢階級別死亡率を用いて標準化死亡比を算出します．人口統計では基準集団として平成27年の日本国民のデータを用いることが多いですが，別の集団を使用しても年齢調整は可能です．4．は正しい．5．標準化死亡比は間接法による年齢調整の結果です．

23　108回（2022年）保健師国家試験問題→p.66

A市は全国と比較して，住民の平均年齢が高いと推測した．得られた死亡率を解釈する際に，年齢構成を考慮するために間接法による年齢調整を行うこととし，標準化死亡比（SMR）を求めることとした．
その際に必要な情報はどれか．
1. 基準集団の総人口
2. 観察集団の総死亡数
3. 基準集団の総死亡数
4. 基準集団の年齢別人口
5. 観察集団の年齢別死亡数

解説　標準化死亡比を求めるのは間接法です．必要なのは観察集団の年齢階級別人口と総死亡数，基準集団の年齢階級別死亡率ですので，2．が正解です．ただし，基準集団の年齢階級別死亡率を求めるために年齢階級別の人口と死亡数が必要と考えれば4．も間違いとはいえません．

24　オリジナル問題→p.66

観察集団（A町）の粗死亡率は0.022である．標準化死亡比（%）はどれか．

年齢階級	観察集団（A町）階級別の人口	観察集団（A町）階級別の死亡率	基準集団階級別の人口	基準集団階級別の死亡率
0〜14歳	1,000	0.01	20,000	0.02
15〜64歳	6,000	0.02	60,000	0.03
65歳〜	3,000	0.03	20,000	0.04
合計	10,000		100,000	

1. 0.24　　3. 1.45
2. 0.69　　4. 2.40

解説　標準化死亡比を問われているので，間接法を用いた年齢調整を行う必要があります．基準集団の年齢階級別死亡率がすでに示されているので，年齢階級別の死亡数を人口で割る作業が省けます．観察集団（A町）の0〜14歳の人口は1,000で，基準集団の0〜14歳の年齢階級別死亡率は0.02なので，これをかけ合わせると20になります．同様の計算で15〜64歳では180，65歳以上では120になります．これを合計した320が，A町の年齢階級別人口構成に，基準集団と同じ年齢階級別死亡率が生じた場合の死亡数（期待死亡数）となります．A町の実際の死亡数は人口に粗死亡率をかけた10,000×0.022＝220ですので，標準化死亡比は220/320＝0.69（69%）となります．

期待死亡数 $= 1,000 \times 0.02 + 6,000 \times 0.03 + 3,000 \times 0.04 = 20 + 180 + 120 = 320$

実際の死亡数 $= 0.022 \times 10,000 = 220$

標準化死亡比 $= \dfrac{220}{320} = 0.69$

25 100回（2014年）保健師国家試験問題 → p.66

A市と基準集団である県全体の50歳以上の男性の大腸癌死亡者数と年齢階級別人口を表に示す.

	A市		県全体（基準集団）	
	大腸癌死亡者数	年齢階級別人口	大腸癌死亡者数	年齢階級別人口
50～59歳	13	32,000	100	400,000
60～69歳	16	20,000	180	300,000
70歳以上	31	14,000	500	250,000

解答：①.②③

①	②	③
0	0	0
1	1	1
2	2	2
3	3	3
4	4	4
5	5	5
6	6	6
7	7	7
8	8	8
9	9	9

A市とこの年齢層における標準化死亡比（SMR）を求めよ.

ただし，基準を1とし，小数点以下第3位を四捨五入すること.

解答：①.②③

解説　標準化死亡比を問われているので，間接法を用いた年齢調整を行う必要があります．観察集団（A市）の50～59歳の人口は32,000で，基準集団の50～59歳の年齢階級別死亡率は（人口は400,000で死亡数は100なので）100/400,000です．これをかけ合わせると8になります．同様に計算で，60～69歳では12，70歳以上では28になります．これを合計した48が，観察集団（A市）の年齢階級別人口構成に，基準集団と同じ年齢階級別死亡率が生じた場合の死亡数（期待死亡数）となります．A町の実際の死亡数は13＋16＋31＝60ですので，標準化死亡比は60/48＝1.25（125％）となります.

$$期待死亡数 = 32,000 \times \frac{100}{400,000} + 20,000 \times \frac{180}{300,000} + 14,000 \times \frac{500}{250,000}$$
$$= 8 + 12 + 28 = 48$$

実際の死亡数 $= 13 + 16 + 31 = 60$

標準化死亡比 $= \dfrac{60}{48} = 1.25$

解答

1 3	**2** 1	**3** 3, 4	**4** ①1 ②5	**5** 3	**6** ①1 ②5	**7** 2
8 2	**9** ①2 ②0	**10** 1, 5	**11** 2	**12** 4	**13** 2	**14** 1, 4
15 3	**16** 2	**17** 1	**18** 4, 5	**19** 4, 5	**20** 3	**21** 1	**22** 4
23 2	**24** 2	**25** ①1 ②2 ③5				

4 保健統計調査

▶▶ 保健師を目指す学生さんへ

保健統計調査の解説と実際のデータを紹介します．調査の意味を理解して，データを読みとる力を養って下さい．統計データの実数値は年度によって変化するので，まずは全体的な傾向を捉えてください．保健統計調査は保健所が統計事務を行うものも多く，統計データが保健師業務の基礎となることを忘れないで下さい．

▶▶ 臨床看護師を目指す学生さんへ

わが国における人口動態や保健医療の現状を知ることは臨床看護師にも必要です．平均寿命に関する問題などは看護師国家試験にも出題されます．保健統計調査とデータの基本的な意味は理解しておきましょう．

🔒 Keyword

国勢調査，出生率，死亡率，平均寿命，受療率，情報処理

1 人口静態統計

a) 国勢調査

人口静態統計とは，「ある一時点で，日本にどんな人が何人いるのか」を調べたものです．おもに国勢調査によって得られたデータ（性別，生年月日，配偶者の有無，国籍，就業状態，世帯員数など）に基づいて作成されます．国勢調査は5年ごとに10月1日午前0時現在のデータを調査し，10年ごとに大規模調査を行います．西暦の5の倍数で行うので前回の調査は2020（令和2）年に行われました．日本に居住する全世帯（外国人を含む）を調査する悉皆調査です．国勢調査員が各世帯に調査票を配布・回収し，市町村役場が集計事務を行い，総務省に提出します（表4-1）．なお，2015（平成27）年からはインターネットによる回答も導入されました．

b) 人口数と就業状態

2020年のわが国の総人口（外国人を含む）は1億2,615万人で，男性が6,135万人，女性が6,480万人です（図4-1）．1990年代から総人口数は微増〜横ばいの状態でしたが，2008（平成20）年をピークにして以後は減少傾向が続いています．このまま人口減少が続けば，2065年にわが国の人口は8,800万人と現在の7割程度になることが推計されています．

表4-1　人口静態統計

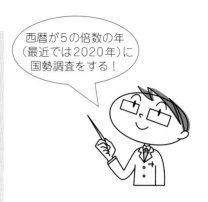

- 「ある一時点で，日本にどんな人が何人いるのか」を調べるもの
- 人口静態統計は国勢調査によって得られたデータ（性別，生年月日，配偶者の有無，国籍，就業状態，世帯員数など）に基づいて作成される
- 国勢調査は5年ごとの10月1日午前0時のデータを調査し，10年ごとに大規模調査を行う
- 国勢調査員が配布・回収した調査票を，市区町村役場で集計事務を行い，総務省に提出する．2015年からはインターネット回答も導入された
- 国勢調査は悉皆調査（全数調査）である

西暦が5の倍数の年（最近では2020年）に国勢調査をする！

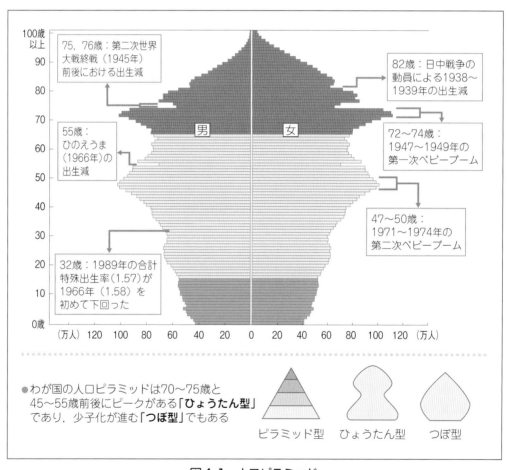

図4-1　人口ピラミッド
（人口推計2021年10月1日より作図）

　世界のなかで比較すると，現在のわが国の人口は多い国から数えて10番目です．ちなみに，人口が一番多いのは中国で，続いてインド，米国，インドネシア，ブラジルの順番となります．

　男女別に年齢別人口構成の横棒グラフに描いたものを**人口ピラミッド**と呼びます．わが国の人口ピラミッドでは，第二次世界大戦後の1945～1950年頃に「平和になったぞ！子どもを作ろう！」と出産数の増加（第一次ベビーブーム）があり，そのベビーブームの人たちが子どもを産む1970年代前半に第二次ベビーブームがあったので「ひょうたん型」をしています．また，わが国の人口ピラミッドは，近年の少子高齢化に注目して「つぼ型」と表現される場合もあります．

　2019（令和元）年の国民生活基礎調査によると，わが国の世帯数は5,179万世帯であり，1世帯あたりの世帯人数は2.39人です．また，65歳以上の高齢者のみの世帯は1,486万世帯で，そのうち737万世帯は高齢者の単独世帯（ひとり暮らし）です．65歳以上の人口の約2割はひとり暮らしをしていることになります．2001（平成13）年の65歳以上の単独世帯は318万世帯でしたので，急速に増加していることがわかります．

　労働力人口（15歳以上人口のうち就業者と完全失業者の合計）は6,860万人で大きな変動はありません．労働力人口に対する完全失業者の割合である完全失業率をみると，バブル経済の崩壊後の1990年代半ばから増加し，景気の低迷に伴って4.5～5%前後が続いていましたが，2020年には2.8%まで低下してきています．

c）人口の年齢構成

　人口の年齢構成は，総人口を年少人口（0～14歳），生産年齢人口（15～64歳），老年人口（65歳以上）に3区分して評価します（**図4-2**）．現在，15歳から働く人は少ないと思いますが，中学校を卒業（義務教育を終了）すれば働くことができるという理由から15歳以上を生産年齢人口としてカウントします．

　2020年の国勢調査によると，総人口に占める年少人口の割合は11.9%でした．

	2000年	2010年	2020年
年少人口：0～14歳	14.6%	13.2%	11.9%
生産年齢人口：15～64歳	68.1%	63.8%	59.5%
老年人口：65歳以上	17.4%	23.0%	28.6%

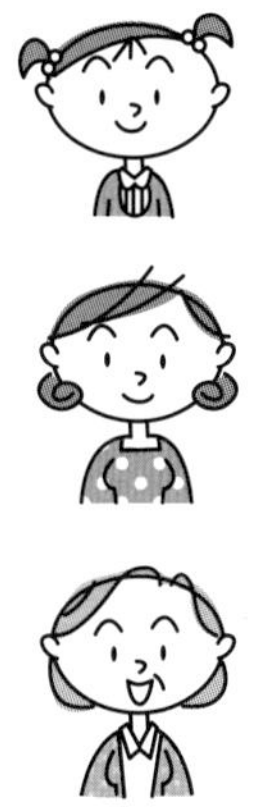

図4-2　人口構成割合（年齢3区分）

　少子化の影響で年々低下しています．生産年齢人口の割合は59.5％で，これも年々低下しています．一方，老年人口の割合（一般に高齢化率と呼びます）は28.6％（このうち14.9％は75歳以上の後期高齢者）と超高齢社会であり，世界に類をみないほど急速に高齢化が進行しています．

　上記の年齢3区分の人口数の比を用いて，年齢構成の特徴を表す指標が人口指数です（**図4-3**）．割合ではなく指数なので，分子と分母に共通部分がない（分子が分母の一部ではない）ことに注意しましょう．

　年少人口指数は，年少人口数を生産年齢人口数で割って100をかけた値であり，100人の生産年齢人口が何人の年少人口を養っているかを示します．2020年は20.0であり，年少人口と生産年齢人口がともに減少しているため，ここ数年は横ばいです．

　老年人口指数は，老年人口数を生産年齢人口数で割って100をかけた値であり，100人の生産年齢人口が何人の老年人口を養っているかを示します．100人の働き手が何人の高齢者の年金を支えているかという意味にもなるので「年金指数」と呼ばれることもあります．2020年は48.0であり，人口の高齢化に伴い上昇傾向です．

　従属人口指数は，従属人口（年少人口＋老年人口）数を生産年齢人口数で割って100をかけた値であり，100人の生産年齢人口が何人の従属人口を養っているかを示します．2020年は68.0であり，これも高齢化に伴い上昇傾向です．

　老年化指数は，100人の年少人口あたりの老年人口の人数であり，人口の高齢化を示す指標です．2020年は239.7で世界最高です．2000年は119.1でしたので急増していることがわかります．さらに上昇傾向です．

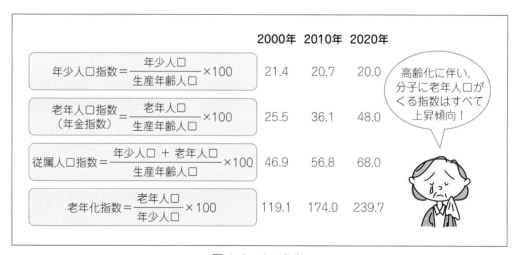

図4-3　人口指数

　このまま少子高齢化が進めば，2065年には年少人口の割合が10.2％に，老年人口の割合が38.4％になることが推測されます．従属人口指数は94.5となり，扶養される人口と扶養する人口がほぼ同数になります．

2　人口動態統計

　人口動態統計とは，ある一定期間（通常1年間）に発生した人口や世帯の増減にかかわる統計です（表4-2）．具体的には「出生」，「死亡」，「死産」，「婚姻」，「離婚」を調査します．人口や世帯数が増えたり減ったりという動きをみるので動態統計と呼びます．各種の届出（婚姻なら婚姻届）を受けて市区町村長が調査票を作成し，それをもとに保健所が統計事務を行い，厚生労働省に提出します．届出があったものはすべて調査するので悉皆調査といえます．人口静態統計と人口動態統計の違いは保健師国家試験に何回も出題されているので，知識を整理しておきましょう（表4-3）．

　なお，人口動態統計では総人口に対する「出生」，「死亡」などの1年間の件数の割合を粗率（粗出生率，粗死亡率）と呼び，この場合の総人口には10月1日現

表4-2　人口動態統計

ある一定期間（通常1年）に発生した人口や世帯の増減にかかわる統計であり，「出生」，「死亡」，「死産」，「婚姻」，「離婚」について調査する

該当者が届出したものをすべて集計する悉皆調査で，届出を受けた市区町村長が調査票を作成し，それをもとに保健所が統計事務を行い，厚生労働省に提出する

表4-3　人口静態統計と人口動態統計

	人口静態統計	人口動態統計
調査時期	5年ごと（10年ごとに大規模）10月1日午前0時現在のデータ	毎月，1年間を通して届出を集計する
調査方法	悉皆調査 ①国勢調査員がすべての世帯に調査票を配布・回収（インターネット回答も可能） ②市区町村役場が集計 ③総務省へ提出	悉皆調査 ①届出を受けて市区町村長が調査票を作成 ②保健所が統計事務 ③厚生労働省へ提出
調査内容	人口，性別，年齢，国籍，配偶者の有無，世帯員数，就業状態，など	出生，死亡，死産，婚姻，離婚
調査結果	総人口数，年齢構成，世帯構成，など	出生率，死亡率（死因），婚姻率，など

在の人口を用いることが一般的です.

3 出生率

a) 粗出生率

　出生届をもとにした人口動態統計において出生率が明らかになります. **粗出生率**とは総人口に占める1年間に生まれた人の割合です(**表4-4**). 人口1,000人あたり(人口1,000対)で表すことが多いので次の式で算出されます(1,000人あたりの意味はp.22参照).

$$粗出生率(人口1,000対)=\frac{1年間の出生者数}{総人口数(10月1日の人口)}\times1,000$$

　わが国の出生者数は2016(平成28)年にはじめて100万人を下回って, 以後も一貫して低下傾向です. 2020(令和2)年における出生者数は840,835人で, 粗出生率(人口1,000対)は6.8となります.

　2020年の出生順位別構成割合では, 第1子が46.7%, 第2子が36.2%, 第3子以上は17.2%となっています. 出生時の母親の年齢は近年の結婚年齢の上昇に伴い高齢となっています. 平均年齢は32.0歳で, 第1子は30.7歳, 第2子は32.8歳です. 年齢階級別では30〜34歳の母親で出生率が最も高くなっています.

b) 再生産率

　合計特殊出生率(粗再生産率)とは15〜49歳までの女性の年齢別出生率を合計したもので, 1人の女性が一生に産む子どもの概数を表しています. 夫婦で子どもをつくるのですから, 人口を減らさないためには1人の女性が2人以上の子どもを産む必要があります. つまり, 合計特殊出生率が2を割り込むと人口減少が起こりますが, 2020年におけるわが国の合計特殊出生率は1.33です. 長年にわたって低下傾向で, 2015(平成27)年前後にわずかに上昇しましたがその

表4-4　出生率

粗出生率	1年間の出生数／総人口	2020年は6.8(人口1,000対)
合計特殊出生率(粗再生産率)	1人の女性が一生に産む子どもの概数	2020年は1.33(沖縄県が最も高く, 東京都が最も低い)
総再生産率	1人の女性が一生に産む女児の概数	2020年は0.65
純再生産率	母親世代までの女性の死亡率を考慮した総再生産率	2020年は0.64(日本では総再生産率とほぼ同じ)

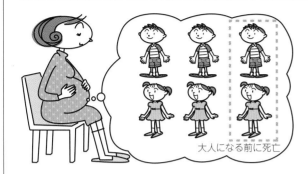

平均して1人の女性が一生に6人（うち女児3人）の子どもを産んで，
2人（うち女児1人）が母親世代になる前に死亡するとしたら…

合計特殊出生率（粗再生産率）＝ 6

総再生産率 ＝ 3

純再生産率 ＝ 2

大人になる前に死亡

図4-4　出生率の例

後は再び低下傾向です．都道府県別では，沖縄県が最も高く，東京都が最も低い
結果となっています．

　総再生産率とは15 〜 49歳までの女性の年齢別女児出生率を合計したもので，
1人の女性が一生に産む女児の概数を表しています．2020年におけるわが国の
総再生産率は0.65です．生まれる子どもの約半数は女児なので粗再生産率の約
半分と考えればよいでしょう．

　純再生産率とは母親世代までの死亡率を考慮した総再生産率のことです．乳幼
児死亡が高い国などでは，生まれた女児が母親世代までに死亡する確率が高い
ため，総再生産率が1以上あっても人口は減少する可能性があります．そこで，
女児の死亡率を考慮して，1人の女性が一生に産む，母親世代まで生存できる女
児の数を表したものが純再生産率です．若年者死亡が少ない国では，総再生産率
と大きな差はありません．2020年におけるわが国の純再生産率は0.64です．
図4-4に示した例で理解をしておきましょう．

4　死亡率

a) 粗死亡率

　粗死亡率とは総人口に占める1年間に死亡した人の割合です（**表4-5**）．人口
1,000対で表すことが多いので次の式で算出されます．

$$粗死亡率（人口1,000対）＝ \frac{1年間の死亡者数}{総人口数（10月1日の人口）} × 1,000$$

表4-5 死亡率

粗死亡率	1年間の死亡者数／総人口	2020年は11.1（人口1,000対）
年齢調整死亡率	年齢構成を補正した死亡率	2019年は男性4.6，女性2.4

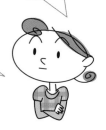

お年寄りが増えたので，粗死亡率が上昇するのは仕方ない

年齢調整すれば死亡率は低下傾向．日本の医療や衛生水準は高い！

　厳密な意味の死亡率は，p.57で説明したように，観察集団の観察期間の総和に対して観察期間に死亡した人の割合を人年法で計算するべきですが，実際の人口統計では，観察集団が非常に多いために各人の観察期間を調べて総和するのは困難です．したがって，10月1日の人口を総人口とし，1年間の死亡者数を総人口で割ったものを粗死亡率として使用します．

　2020（令和2）年におけるわが国の死亡者数は1,372,755人で，前年よりわずかに減少しましたが全体的には人口の高齢化に伴い上昇傾向です．粗死亡率（人口1,000対）は11.1でした．

　1年間の死亡者数は2003（平成15）年より100万人を突破しています．また，2005（平成17）年には死亡者数が1,083,796人となり，出生者数の1,062,530人を上回りました．これは1899（明治32）年の統計以来はじめてのことであり，人口が自然減少となった歴史的な出来事といえます．2006（平成18）年にはわずかに自然増加に回復しましたが，その後は自然減少の方向で急速に進んでいます．2020年の死亡者数は出生者数より531,920人多いことになります．

　高齢者が多い集団ほど（健康状態とは関係なく）死亡者は増加するので粗死亡率は高くなります．そこで，p.63で解説した方法で，基準集団を用いて年齢構成を補正した死亡率が年齢調整死亡率です．2019（令和元）年における年齢調整死亡率（人口1,000対）は男性4.6および女性2.4でした．医療水準や衛生状態の向上に伴い低下傾向です．なお，厚生労働省は2020年から年齢調整の基準集団として2015（平成27）年の国勢調査人口を使用していますが，本書では経年的な推移を明確にするために従来の1985（昭和60）年の人口を使用した年齢調整死亡率を記載しています．

b)65歳以上死亡割合（PMI 65）

　また，1年間の総死亡者数に占める65歳以上の死亡者数の割合を，65歳以上

の死亡割合proportional mortality indicator（PMI 65）と呼びます．比例死亡比と記載することもあります．医療水準や衛生状態が良好な集団ほど，若年での死亡者が少ないので（結果的に65歳以上で死亡する人の割合が高くなり）PMI 65は高値となります．計算に総人口数や死因などが不要なため，人口統計が正確に集計できない発展途上国の保健状態を比較する場合などに適しています．

$$PMI 65 = \frac{1年間の65歳以上の死亡者数}{1年間の総死亡者数}$$

　2020年のわが国の65歳以上死亡割合は90.8％で，世界トップクラスの高さです．他国で高いのはイタリアが89.3％（2019年），スウェーデンが88.6％（2019年），ドイツが85.6％（2019年）などです．

5　死因統計

a）死因順位

　死因に関する統計も死亡診断書をもとにした人口動態統計において明らかになります．わが国における死因順位の推移，悪性新生物の部位別死因順位の推移などは保健師のみならず看護師国家試験にも頻回に出題されています．過去50年間のおおまかな推移は頭に入れて，現在の死因順位を上位6位までは暗記しておきましょう．

　死亡率の死因別の推移（**図4-5**）をみると，1950年代より結核による死亡率が急速に低下し，わが国の死因構造が感染症から生活習慣病に移行したことがわかります．非常に高かった脳血管疾患による死亡率は1970年代より年々低下し，それに代わって1980年代以降は悪性新生物による死亡率が1位を占めるようになり以後は一貫して増加傾向です．

　2020（令和2）年の死亡率では，悪性新生物（腫瘍），心疾患，老衰，脳血管疾患，肺炎，誤嚥性肺炎の順番となっています．ただし，男性は悪性新生物，心疾患，脳血管疾患，肺炎，老衰，誤嚥性肺炎の順番で，女性は悪性新生物，心疾患，老衰，脳血管疾患，肺炎，誤嚥性肺炎の順番であり，女性に老衰が多いなどの男女差があります．

　なお，1995（平成7）年に死因別の死亡率に変動（心疾患の低下など）があるのは，死因の分類法であるICD（疾病及び関連保健問題の国際統計分類）がICD-9からICD-10（1990年版）に変更されたためです．2017（平成29）年にも変動（肺炎の低下など）がありますが，これもICD-10（2013年版）に準拠したためです．分析上の人為的な変化であり，本質的な変動ではないので注意してください．

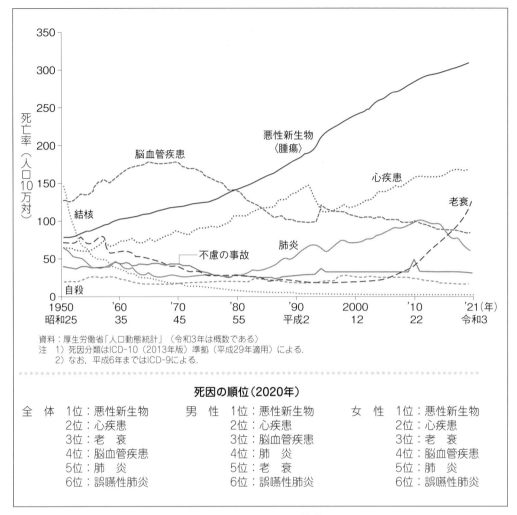

図4-5　死因順位の推移
（国民衛生の動向2022/2023）

（図内テキスト）

350
300
250
200
150
100
50
0

死亡率（人口10万対）

悪性新生物〈腫瘍〉
脳血管疾患
心疾患
老衰
結核
不慮の事故
肺炎
自殺

1950　'60　'70　'80　'90　2000　'10　'21（年）
昭和25　35　45　55　平成2　12　22　令和3

資料：厚生労働省「人口動態統計」（令和3年は概数である）
注　1）死因分類はICD-10（2013年版）準拠（平成29年適用）による.
　　2）なお，平成6年まではICD-9による.

死因の順位（2020年）

	全体	男性	女性
1位	悪性新生物	悪性新生物	悪性新生物
2位	心疾患	心疾患	心疾患
3位	老衰	脳血管疾患	老衰
4位	脳血管疾患	肺炎	脳血管疾患
5位	肺炎	老衰	肺炎
6位	誤嚥性肺炎	誤嚥性肺炎	誤嚥性肺炎

ちょっと追加

　ICDとは疾病の疫学や死因統計などを国際比較，年次比較できるように世界保健機関（WHO）が国際的に統一した疾病，障害，死因の分類です．定期的に改訂されていて，2019（令和元）年のWHO総会でICD-11が承認され，2022（令和4）年に発効されました．わが国でもICD-11の翻訳作業が進行中ですが，2022年時点で統計基準として使用しているのはICD-10です．

b）年齢階級別の死因

　年齢階級別の死因順位は1位のみを押さえておけば十分でしょう．2020年の

統計では，0〜4歳は「先天奇形，変形及び染色体異常」，5〜9歳は「悪性新生物」，10〜39歳は「自殺」，40〜89歳は「悪性新生物」，90〜94歳は「心疾患」，95歳以上は「老衰」です．乳幼児は先天奇形，青年期は自殺，高齢者は老衰による死亡が多いわけですが，その他の年代は悪性新生物がトップです．

c) 悪性新生物による死亡

　2020年の悪性新生物による死亡者数は378,385人であり，1981（昭和56）年以来死因1位が続いています．悪性新生物の部位別による死亡数では，男性は肺，胃，大腸（結腸，直腸），膵，肝の順に多く，女性では大腸，肺，膵，乳房，胃の順になっています．死亡数と年齢調整死亡率でみた順番は少し異なります．年度による順位の変動も大きいですので，近年の増減の傾向に注目してください．経年的な推移（**図4-6**）をみると，過去20年間で胃と肝が減少，膵は増加傾向です．

d) 外因死

　2020年の不慮の事故による死亡者数は38,133人です．ここ数年は横ばいの状態ですが，2011（平成23）年には東日本大震災で死亡者が増加しました．2020年の不慮の事故による死亡原因は，「転倒・転落」，「窒息」，「溺死及び溺水」，「交通事故」の順番です．年齢階級別にみると，原因の1位は0〜4歳では「窒息」，5〜9歳は「交通事故」，10〜14歳では「溺死」，15〜59歳は「交通事故」，60〜84歳は「溺死」，85歳以上は「転倒・転落」です．高齢者になると外出する機会が減るので「交通事故」が減り，風呂で溺れる「溺死」や，お餅を喉に詰まらせるなどの「窒息」が増加すると考えられます．

　2020年の自殺者数は21,081人で，男性は女性の約2倍でした．死因順位の8位です．死亡率の年次推移では2010年より低下傾向にあり，ここ数年は横ばいの状況です．年齢階級別では男性の50歳代と80歳以上に山があります．自殺の原因・動機としては健康問題が1位で，続いて経済・生活問題や家庭問題です．

6　死産と乳幼児死亡

a) 死産率

　妊娠12週以降の死児の出産を死産と呼び，自然死産と人工死産に分けられます．2020（令和2）年の死産数は17,278胎で，自然死産が8,188胎，人口死産が9,090胎です．**死産率**とは1年間の出産数（出生数＋死産数）に対する死産数の割合で，出産1,000対で表すことが多いので次の式で算出されます．

$$死産率（出産1,000対）＝ \frac{死産数}{出産数（出生数 ＋ 死産数）} × 1,000$$

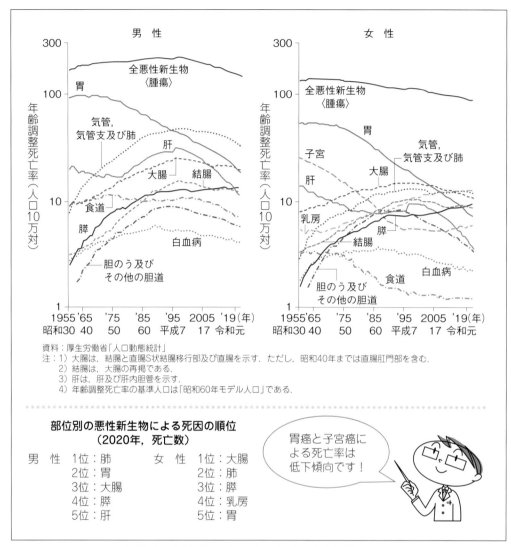

図4-6　部位別の悪性新生物による死因順位と推移
〈国民衛生の動向2022/2023〉

2020年におけるわが国の死産率（出産1,000対）は20.1であり，自然死産率が9.5，人工死産率が10.6です．

b) 周産期死亡

周産期とは出産をめぐる時期のことで，具体的には妊娠22週以降から生後1週間未満の時期を指します．したがって，周産期死亡とは，妊娠22週以降の死産と生後1週間未満の児の死亡（早期新生児死亡）を合計したものです．2020年の周産期死亡数は2,664胎・人でした．

妊娠22週以降の死産数と出生数を合計したものに対する周産期死亡数の割合

表4-6　周産期および乳幼児死亡

周産期死亡率	出産（妊娠22週以降の死産＋出生）1,000人に対して，妊娠22週以降の死産と生後1週未満に死亡した児の合計の割合	3.2
早期新生児死亡率	出生1,000人に対して，生後1週未満に死亡した児の割合	0.7
新生児死亡率	出生1,000人に対して，生後4週未満に死亡した児の割合 ※死因の第1位は「先天奇形，変形及び染色体異常」	0.8
乳児死亡率	出生1,000人に対して，生後1年未満に死亡した児の割合 ※死因の第1位は「先天奇形，変形及び染色体異常」	1.8

が，**周産期死亡率**です（**表4-6**）．妊娠22週以降の死産数と出生数を合計した出産1,000対で表すことが多いので次の式で算出されます．2020年におけるわが国の周産期死亡率は3.2です．一貫して低下傾向で，ここ数年は横ばいですが世界的に最高水準です．

$$\text{周産期死亡率} = \frac{\text{妊娠22週以降の死産数 ＋ 生後1週未満の児の死亡数}}{\text{妊娠22週以降の死産数 ＋ 出生数}} \times 1,000$$

c) 新生児・乳児死亡

　生後1週未満の児を早期新生児と呼びます．**早期新生児死亡率**とは，1年間の出生数に対する早期新生児の死亡数の割合で，出生1,000対で表すことが多いので下の式で算出されます．

　2020年におけるわが国の早期新生児死亡率（出生1,000対）は0.7です．

$$\text{早期新生児死亡率（出生1,000対）} = \frac{\text{早期新生児（生後1週未満）の死亡数}}{\text{出生数}} \times 1,000$$

　生後4週未満の児を新生児と呼びます．**新生児死亡率**とは，1年間の出生数に対する新生児の死亡数の割合で，出生1,000対で表すことが多いので下の式で算出されます．

　2020年におけるわが国の新生児死亡率（出生1,000対）は0.8です．新生児死亡の死因の第1位は「先天奇形，変形及び染色体異常」で，ついで「周産期に特異的な呼吸障害及び心血管障害」，「胎児及び新生児の出血性障害及び血液障害」の順です．

$$\text{新生児死亡率（出生1,000対）} = \frac{\text{新生児（生後4週未満）の死亡数}}{\text{出生数}} \times 1,000$$

　生後1歳未満の児を乳児と呼びます．**乳児死亡率**とは，1年間の出生数に対する乳児の死亡数の割合で，出生1,000対で表すことが多いので下の式で算出されます．

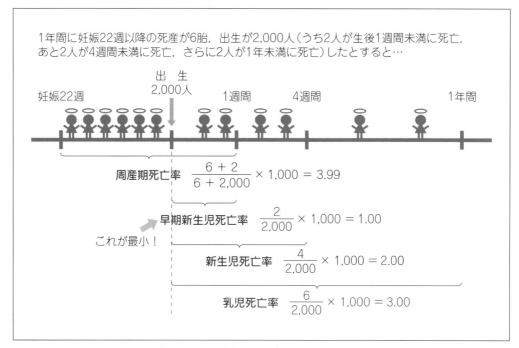

図4-7　周産期および乳幼児死亡の例

　2020年におけるわが国の乳児死亡率（出生1,000対）は1.8で，過去最低の値です．最近の乳児死亡率の改善には，早期新生児死亡率の改善の度合いが大きく反映しています．乳児死亡の死因の第1位は「先天奇形，変形及び染色体異常」で，ついで「周産期に特異的な呼吸障害及び心血管障害」，「乳幼児突然死症候群」の順です．

$$乳児死亡率（出生1,000対）= \frac{乳児（生後1年未満）の死亡数}{出生数} \times 1,000$$

　早期新生児死亡率，新生児死亡率，乳児死亡率の低さは，ともに世界最高レベルです．なお，早期新生児死亡率，新生児死亡率，乳児死亡率の分母は同数（1年間の出生数）で，分子は観察期間が長くなる（1週間，4週間，1年間）ほど大きくなります．したがって，早期新生児死亡率＜新生児死亡率＜乳児死亡率が成り立ちます．さらに，周産期死亡率は早期新生児死亡率の分子と分母（分子≪分母）に妊娠22週以降の死産数を加えるので，周産期死亡率＞早期新生児死亡率が成り立ちます．つまり，早期新生児死亡率が最小となります．**図4-7**に示した例で理解をしておきましょう．

7　婚姻と離婚

　2020（令和2）年のわが国における婚姻件数は525,507件で，婚姻率（人口1,000対の婚姻件数）は4.3です．ここ数年は横ばいから減少傾向です．平均初婚年齢は男性31.0歳，女性29.4歳です．1950（昭和25）年の平均は男性25.9歳，女性23.0歳であり，その後は一貫して上昇傾向にあり，最近はやや横ばいです．

　2020年の離婚件数は193,253件で，離婚率（人口1,000対の離婚件数）は1.57です．1991（平成3）年から急速に増加傾向で2002（平成14）年がピークでしたが，その後は減少傾向です．離婚の9割が協議離婚（残り1割が家庭裁判所の介入を要した離婚）で，約6割に親権を行う子どもがいます．

8　平均寿命

　現在の死亡状況が今後も変わらない（年齢別死亡率が不変）と仮定した場合の観察集団における生存者が減少していく様子を図表化したものが**生命表**です．生命表を用いて，「各年齢の人が平均してあと何年くらい生きられるか」を算出したものが**平均余命**です．たとえば，A国において20歳女性の平均余命が60年であれば，「A国の死亡状況が今後も変わらなければ，A国の20歳の女性は平均してあと60年は生きられるでしょう」という意味です．将来的に死亡状況が変化（致死的な疫病が大流行，医学が急速に進歩など）すれば実際の余命は変わるのであくまでも現時点において推測した値です．

　ここで，観察集団の0歳の平均余命を**平均寿命**と呼びます（**表4-7**）．つまり「その国の死亡状況が今後も変わらなければ，生まれたばかりの赤ちゃんは平均して何年生きられるか」を統計的に算出したものです．わが国の平均寿命は1947（昭和22）年には男性50.06歳，女性53.96歳でしたが，その後は大幅に延び，

表4-7　平均寿命

- ●0歳の平均余命が平均寿命である
- ●2020年の日本の平均寿命は男性81.56歳，女性87.71歳であり，世界有数の長寿国である
- ●長期的には依然として延長傾向である．平均寿命の延びには，以前は結核の克服や乳児死亡率の低下が，最近では中高年の悪性新生物や脳血管障害の死亡率低下が寄与している

　＊平均寿命はその年に死亡した人の平均年齢ではない
　＊「平均寿命－自分の年齢 ＝ 自分の平均余命」ではない
　＊健康寿命（健康で自立して生活できる期間）は男性72.68歳，女性75.28歳である

2020（令和2）年では男性81.56歳，女性87.71歳です．一時的にわずかに短縮した年もありますが，長期的には依然として延長傾向です．平均寿命の延びには，以前は結核の克服や乳児死亡率の低下が寄与していました．最近では，中高年の悪性新生物や脳血管疾患の死亡率低下が寄与しています．平均寿命の国際間比較は国によって作成基礎期間などが異なるので厳密な比較はできませんが，わが国が世界トップクラスの長寿国であることは間違いありません．

　平均寿命は生命表から算出した0歳の平均余命であり，その年に死亡した人の平均年齢ではありません．また，平均寿命から自分の年齢を引いても，自分の平均余命にはなりません．たとえば，平均寿命が70歳の場合，20歳の人の平均余命は70歳−20歳＝50年とはなりません．平均寿命が70歳ということは，0〜20歳までに死亡する人も含めて，0歳の人は平均して70歳まで生きられるということです．すでに20歳の人は20歳までに死亡するリスクを乗り越えているので平均余命は50年より長くなります．また，平均寿命−年齢＝平均余命の式が成り立つなら，80歳の人の平均余命は−10年という不可思議な結果になってしまいます．

　生命表から特定の死因を除去した場合の平均寿命の延びを推測することも可能です．最も大きな影響を与える死因は男女ともに悪性新生物で，2020年では男性3.57年，女性2.87年の延長です．つまり，癌の特効薬が開発されれば平均寿命が3〜4年延びるわけですが，意外と延び幅が小さいと感じる人が多いのではないでしょうか．癌による死亡者は（以前の結核などに比較して）高齢者が多いために，病気が克服されても遠からず別の死因で死亡するので平均寿命の延びはそれほど大きくなりません．

　健康寿命とは「健康上の問題で日常生活が制限されることなく生活できる期間」のことを指します．健康寿命は国勢調査や人口動態統計から得られる「性・年齢階級別死亡率」と，国民生活基礎調査などから得られる「不健康割合」を用いて算定します．わが国の健康寿命は2019（令和元）年において，男性72.68歳，女性75.28歳です．全国で大きな地域差はありません．平均寿命との差が男性で約9年，女性で約12年あります．この10年前後が介護を受けることが必要な期間といえます．健康寿命を延長させることは，健康日本21（第二次）の目標のひとつです．

9　国民生活基礎調査

　国民生活基礎調査は，国民の生活実態を把握するための調査です．毎年行いますが，3年ごとに大規模調査となります．無作為抽出した地域の全世帯に対して

調査員が面接を行い，保健，医療，福祉，年金，所得，貯蓄などに関する調査を行います．

　有病割合として，有訴者率（自覚症状の頻度），通院者率，生活影響率などが明らかになります．2019（令和元）年の調査で有訴者率（自覚症状のある者の割合）は302.5（人口1,000対）であり，男性270.8，女性332.1でした．自覚症状として多いものは男性では「腰痛」，「肩こり」，「鼻づまり・鼻汁」の順で，女性では「肩こり」，「腰痛」，「手足の関節の痛み」の順となっています．

　通院者率とは，医療機関（病院，診療所）や施術所（針灸，整体など）に通院している人の割合です．疾患別の通院率では，男性は「高血圧症」，「糖尿病」，「歯の病気」の順で，女性は「高血圧症」，「脂質異常症」，「眼の病気」の順で高くなっています．日常生活での悩みやストレスについては，12歳以上で47.9％の人が「ある」と答えています．

　世帯構造も明らかとなり，2019年の調査でわが国の世帯数は5,179万世帯であり，1世帯あたりの世帯人数は2.39人です．家族類型で一番多いのは単独世帯の28.8％です．ついで多いのが，夫婦と子どもの世帯が28.4％，夫婦のみの世帯が24.4％であり，ひとり親の世帯と併せて核家族世帯は59.8％となります．三世代世帯は5.1％だけです．全世帯の49.4％に65歳以上の高齢者がいます．高齢者がいる世帯の28.8％は単独世帯（高齢者のひとり暮らし）で，32.3％は夫婦のみの世帯です．

10　患者調査

　患者調査は，国民の医療機関を受診している現況を把握するための調査です．3年ごとに行います．無作為抽出した医療機関を対象に，特定の1日にその医療機関を継続的に利用している患者数や疾患名などを調査します．**受療率**（人口あたり1日に医療機関を利用した人の数）や平均在院日数（調査期間中に退院した患者の入院日数の平均）などが明らかになります（**表4-8**）．

　2020（令和2）年の全国の入院患者数は121万人，外来患者数は714万人でした．患者の年齢では，65歳以上が入院患者の74.7％を，外来患者の50.7％を占めています．人口10万人あたりの受療率を計算すると，入院受療率は960，外来受療率は5,658となります．つまり，特定の1日において国民の約1％が医療機関に入院しており，約6％が外来受診していることになります．入院受療率も外来受療率も最近はやや減少傾向です．

　年齢階級別の入院受療率が最も低いのは男女ともに5～9歳です．高齢になるほど高くなり，男女ともに90歳以上が最も高くなっています．外来受療率が最

表4-8 受療率

	入 院	外 来
受療率 （人口10万対）	960	5,658
年齢階級別	最低：男5～9歳 　　　女10～14歳 最高：男90歳以上 　　　女90歳以上	最低：男20～24歳 　　　女15～19歳 最高：男80～84歳 　　　女75～79歳
疾病分類別 （人口10万対）	1位：精神及び行動の障害188 　　　（統合失調症　113） 2位：循環器系の疾患　157 　　　（脳血管疾患　98） 3位：損傷・中毒及びその 　　　他の外因の影響　107 4位：新生物　　　　　100 5位：神経系の疾患　　100	1位：消化器系の疾患1,007 　　　（歯肉炎及び歯周疾患401） 2位：筋骨格系及び 　　　結合組織の疾患　718 3位：循環器系の疾患　652 　　　（高血圧性疾患471） 4位：呼吸器系の疾患　371 5位：内分泌・栄養及び 　　　代謝疾患　　　　343

（国民衛生の動向2022/2023）

調査した日に国民の約1％が入院しており，約6％が外来を受診しているんだ！

も低いのは男性が20～24歳で，女性は15～19歳です．最も高いのは男性が80～84歳で，女性は75～79歳です．

　入院受療率を傷病分類別にみると「精神及び行動の障害」，「循環器系の疾患」，「損傷・中毒及びその他の外因の影響」の順番に高くなっています．これを細かく疾患別にみると「精神及び行動の障害」のなかの約6割を占める「統合失調症，統合失調症型障害及び妄想性障害」と，「循環器系の疾患」のなかの約6割を占める「脳血管疾患」が高くなっています．統合失調症は入院が長引き，脳卒中もリハビリテーションがあることを考えれば，（入院患者が蓄積して）入院受療率が高くなることは理解できると思います．

　外来受療率は「消化器系の疾患」，「筋骨格系及び結合組織の疾患」，「循環器系の疾患」の順番に高くなっています．細かく疾患別にみると「循環器系の疾患」の高血圧性疾患と「消化器系の疾患」の歯肉炎及び歯周疾患が高くなっています．

　2020年の平均在院日数は病院で33.3日，診療所で19.0日でした．

11　その他の保健統計調査

　国民健康・栄養調査は，国民の身体状況や栄養摂取などを把握するための調査です．「健康増進法」に基づいて，厚生労働省が毎年行います．無作為抽出した世帯を対象に，身体状況（身長，体重，血圧，血液検査など），栄養摂取状況（エ

表4-9　おもな疾患・異常の被患率

	幼稚園	小学校	中学校	高等学校
う歯（むし歯）	30.3%	40.2%	32.2%	41.7%
裸眼視力1.0未満	27.9%	37.5%	58.3%	68.3%
鼻・副鼻腔疾患	2.4%	11.0%	10.2%	6.9%

ネルギー，栄養素，塩分，カルシウムの摂取量など），生活習慣（喫煙，飲酒など）を調査します．2019（令和元）年の調査で肥満者（BMI 25以上）の割合は男性33.0%，女性22.3%です．やせ（BMI 18.5未満）の割合は男性3.9%，女性11.5%です．1日の食塩摂取量の平均は9.7gで，しだいに減少傾向です．朝食の欠食状況は男性では40歳代（28.5%），女性では30歳代（22.4%）が最も高くなっています．喫煙率は男性は27.1%，女性は7.6%で低下傾向です．

社会生活基本調査は，国民の生活時間や生活行動を把握するための調査です．総務省が5年ごとに無作為抽出した世帯を対象に行います．仕事と生活の調和の推進，男女共同参画社会の形成，少子高齢化対策などの基礎資料として利用されます．

医療施設調査は，医療施設の分布や診療機能などを把握するための調査です．静態調査と動態調査があり，静態調査は3年ごとに全医療機関を対象とした悉皆調査を行います．動態調査は医療機関から開設や廃止の届出があった都度に調査します．地域人口あたりの病院数や病床数などが明らかになります．

学校保健統計調査は児童生徒の発育や健康状態を把握するための調査です．「学校保健安全法」によって行われる定期健康診断の結果をもとに，毎年行います．文部科学省が無作為抽出した学校を対象とする標本調査です．2020（令和2）年度の調査で被患率は，幼稚園と小学校で「う歯（むし歯）」，「裸眼視力1.0未満」，「鼻・副鼻腔疾患」の順で，中学校と高校で「裸眼視力1.0未満」，「う歯（むし歯）」，「鼻・副鼻腔疾患」の順で高くなっています．「う歯（むし歯）」の被患率は低下傾向です（**表4-9**）．

　がん登録は「健康増進法」に基づき都道府県単位で行われていましたが，登録率が悪いなど課題があり，2013（平成25）年に「がん登録等の推進に関する法律（がん登録推進法）」が成立して国が中心となる**全国がん登録**が始まりました．病院および指定された診療所では，がんの初回診断時に都道府県知事への届出が義務化されました．医療機関から届けられたがん罹患情報は国立がん研究センターで集約し，全国がん登録データベースで管理しています．これにより，国内におけるがんの罹患率，診療状態，転帰，5年生存率などが明らかになります．都道府県別のがんの罹患や治療状況などもわかります．全国がん登録データベー

表4-10　保健統計調査

	方　法	時　期	内　容
人口静態調査（国勢調査）	悉　皆	5年ごと	人口，性別，年齢，世帯員数，など
人口動態調査	悉　皆	通　年	出生，死亡，死産，婚姻，離婚
国民生活基礎調査	標　本	毎　年 （3年ごとに大規模）	保健，医療，福祉，所得，有訴者率，通院者率，生活影響率，世帯構造，など
患者調査	標　本	3年ごと	受療率，平均在院日数，など
国民健康・栄養調査	標　本	毎　年	身体状況（身長，体重，血液検査），栄養摂取，生活習慣（喫煙，飲酒），など
社会生活基本調査	標　本	5年ごと	生活時間，生活行動，など
医療施設調査	悉　皆	3年ごと（動態は通年）	病床数，診療科目数，など
学校保健統計調査	標　本	毎　年	児童・生徒の発育状態，健康状態など
全国がん登録	地域で登録		罹患率，5年生存率，など

スは個人情報が集まったものですので，その利用はがん疫学の研究者などに限られ，一般に公開されるものではありません．

　それぞれの保健統計調査の特徴を，**表4-10**で整理しておきましょう．

12　情報処理

　保健統計調査で得られた情報も，コンピュータで管理されることが一般的です．集計したデータをコンピュータに入力し，容易に分析や再利用ができるように処理したものをデータベースと呼びます．保健統計調査に関するデータベースを作成する際には，2005（平成17）年から実施された**個人情報保護法**を念頭に，個人を特定できる情報の管理には十分な注意が必要です．

　統計データを入力するコンピュータやファイルにはパスワードを設定し，使用できる人物を限定する必要があります．また，コンピュータ自体が盗難にあわないようにチェーンをかけたり，ノートパソコンやUSBなどの記憶媒体を持ち出さないことも肝要です．データはオンラインで扱わないことが原則で，外部から不法侵入できないようにインターネットに接続されていない（オフラインの）コンピュータを使用するべきです．データの入力時にはバックアップをとっておくべきですが，多数のバックアップは情報漏洩の原因になるので必要最低限にしましょう．複数のデータベースの個人情報を連結すること（レコードリンケージ）も可能ですが，個人情報保護のためには安易に行うべきではなく，倫理審査委員会による審査などが必要となります．

　医療保健分野のデータベースとして，レセプト情報・特定健診等情報データ

ベース（NDB），介護保険総合データベース，国民健康保険データベース（KDB）
などがあります．レセプトとは医療行為の対価として医療機関に支払われる診療
報酬の明細書です．NDBは厚生労働省が作成したデータベースで，国民のレセ
プト情報と特定健康診査の情報（身長，体重，腹囲，血圧，血液検査の結果）が
集約されています．介護保険総合データベースには介護保険レセプト情報や要介
護認定の情報などが集約されています．KDBは国民健康保険中央会が作成した
データベースで，国民健康保険加入者のレセプト情報，特定健康診査，介護保険
レセプト情報などが集約されています．

　ヒトを対象とした疫学研究を計画・実施し，結果を発表する際には，インフォー
ムドコンセントや個人情報保護など倫理的な配慮が不可欠です．研究結果の捏造
や盗作が許されないことはいうまでもありません．公表されている著作物は，出
典を明示すれば，著者の許可なく参考文献として引用することが可能です．参考
文献を探す際には，キーワードで検索をかけ，できるだけ総説よりもオリジナル
の原著論文を優先するべきです．エビデンスレベルの高い研究の結果は信頼度が
高く，有意差検定など統計解析が正確に行われていることも確認してください．

保健師国家試験の過去問題とオリジナル問題

＊一部の過去問題では，最近の統計結果に基づいて数値を置き換えている．

1　98回（2012年）保健師国家試験問題 → p.81

国勢調査について正しいのはどれか．
1. 住所の情報は含まない．
2. 調査は世帯ごとに実施する．
3. 層化無作為抽出法で地域を選定する．
4. 日本に居住する外国人は対象としない．

解説　国勢調査は日本に居住するすべての世帯（外国人も含む）を対象にした悉皆調査です．世帯
　　　員のデータ（性別，生年月日，国籍など）を調べますが，もちろん住所も含まれます．

2　107回（2021年）保健師国家試験問題 → p.84

従属人口指数はどれか．
1. 老年人口÷総人口×100
2. 老年人口÷生産年齢人口×100
3. （年少人口＋老年人口）÷総人口×100
4. （年少人口＋老年人口）÷生産年齢人口×100
5. 老年人口÷（年少人口＋生産年齢人口）×100

解説　1．老年人口割合（高齢化率）です．2．老年人口指数です．3．従属人口割合です．4．従属人口指数です．5．一般的な人口指数ではありません．分母が老年人口のみであれば老年化指数となります．

3　105回（2019年）保健師国家試験問題 → p.81～84

日本の人口に関する指標のうち，2011（平成23）年以降，増加傾向にあるのはどれか．2つ選べ．
1. 総人口
2. 老年化指数
3. 従属人口指数
4. 年少人口割合
5. 生産年齢人口割合

解説　1．総人口（2020年：1億2,615万人）は，減少傾向です．2．3．老年化指数（2020年：239.7）と従属人口指数（2020年：68.0）は，老年人口の急激な増加に伴って増加傾向です．4．5．年少人口割合（2020年：11.9%）と生産年齢人口割合（2020年：59.5%）は減少傾向です．

4　105回（2019年）保健師国家試験問題 → p.85

人口動態統計の情報を用いて算出を行う指標はどれか．2つ選べ．
1. 受療率
2. 婚姻率
3. 生活影響率
4. 年少人口指数
5. 合計特殊出生率

解説　人口動態統計は一定期間に発生した「出生」，「死亡」，「死産」，「婚姻」，「離婚」を調査するものですから，婚姻率と合計特殊出生率は人口動態統計の情報をもとに算出されます．受療率は患者調査の，生活影響率は国民生活基盤調査の，年少人口指数は人口静態統計の情報をもとに算出されます．

5　107回（2021年）保健師国家試験問題 ＊2020年に置き換え→p.86

2020（令和2）年の日本における出生の動向で正しいのはどれか．2つ選べ．
1. 出生順位別構成割合は第1子が50％を上回っている．
2. 母の年齢別にみた出生率は30～34歳が最も高い．
3. 都道府県別合計特殊出生率は沖縄県が最も低い．
4. 出生率は8.0（人口千対）を下回っている．
5. 純再生産率は1を超えている．

解説　1. 2020年の出生順位別構成割合では，第1子が46.7％，第2子が36.2％，第3子以上は17.2％です．2. 正しい．3. 都道府県別の合計特殊出生率で最も高いのが沖縄県で，最も低いのが東京都です．4. 粗出生率（人口1,000対）は年々減少傾向で，2020年は6.8です．5. 純再生産率は0.64です．

6　オリジナル問題→p.86

粗再生産率を低下させるのはどれか．2つ選べ．
1. 出産年齢の女性人口の減少
2. 乳幼児死亡率の減少
3. 女性の晩婚化
4. 医療水準の向上
5. 育児経費の増加

解説　女性の晩婚化や育児経費の増加が進めば，1人の女性が一生に産む子どもの数は減少するので粗再生産率（合計特殊出生率）は低下します．出産可能な女性人口の減少は社会全体における出生数は減少しますが，女性1人が一生に産む子どもの数には影響を及ぼしません．

7　108回（2022年）保健師国家試験問題→p.89

日本の主な死因別にみた死亡率人口（10万対）の年次推移を図に示す．

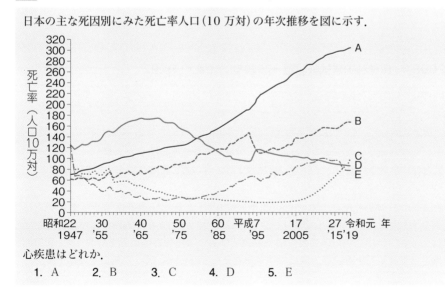

心疾患はどれか．
1. A　　2. B　　3. C　　4. D　　5. E

解説 Aは悪性新生物，Bは心疾患，Cは老衰，Dは脳血管疾患，Eは肺炎です．

8　109回（2023年）保健師国家試験問題 →p.90

2020（令和2）年の人口動態統計における年齢階級とその死因第1位の組合せで正しいのはどれか．
1. 1〜4歳―――――インフルエンザ
2. 5〜9歳―――――悪性新生物（腫瘍）
3. 10〜14歳―――不慮の事故
4. 15〜19歳―――心疾患

解説 2020年における年齢階級別死因の第1位は，0〜4歳は「先天奇形，変形及び染色体異常」，5〜9歳は「悪性新生物」，10〜39歳は「自殺」，40〜89歳は「悪性新生物」，90〜94歳は「心疾患」，95歳以上は「老衰」です．

9　106回（2020年）保健師国家試験問題 ＊2020年に置き換え →p.91

2020（令和2）年の日本の人口動態統計における自殺死亡で正しいのはどれか．2つ選べ．
1. 男性の死亡率は女性よりも高い．
2. 20〜24歳の死因の第1位である．
3. 死因順位別死亡数は第5位である．
4. 自殺死亡率は10年前よりも増加している．
5. 男性の死亡率が最も高い年齢階級は40〜44歳である．

解説 1．2020年の自殺者数は21,081人で，男性は女性の約2倍でした．2．10〜39歳の死因順位の第1位は自殺です．3．第8位です．4．自殺死亡率は2010年より低下傾向にあり，ここ数年は横ばいの状況です．5．男性の死亡率では50歳代と80歳以上に山があります．

10　94回（2008年）保健師国家試験問題 ＊2020年に置き換え →p.92

我が国の乳幼児死亡で正しいのはどれか．
1. 2020（令和2）年の乳児死亡率（出生千対）は1.0以下である．
2. 2020（令和2）年の乳児死亡の原因の第1位は「先天奇形，変形及び染色体異常」である．
3. 近年の平均寿命の延びに寄与しているのは0〜4歳児の死亡率の改善が大きい．
4. 近年の乳児死亡率低下に寄与しているのは生後1月以降の死亡率の改善が大きい．

解説 1．2020（令和2）年の乳児死亡率は1.8（出生1,000対）です．2．新生児死亡，乳児死亡ともに死因の第1位は「先天奇形，変形及び染色体異常」です．3．平均寿命の延びに寄与しているのは，最近では中高年の悪性新生物や脳血管障害による死亡率の低下です．4．乳児死亡率の低下に寄与しているのは，最近では早期新生児（生後1週未満）の死亡率の低下です．

11 107回(2021年)保健師国家試験問題 → p.90

国際疾病分類(ICD)について正しいのはどれか.
1. 第9回改訂(ICD-9)が最新である.
2. 各種疾病の治療指針が示されている.
3. 世界保健機関(WHO)が改訂を行っている.
4. 国際生活機能分類(ICF)の上位概念である.

解説　1. 2019年にICD-11がWHO総会で承認され,2022年に発効されました. 2. 疾病の疫学
や死因統計などを国際比較,年次比較するための分類です. 診断や治療に関するものではあ
りません. 3. 正しい. 4. 国際生活機能分類(ICF)は2001年のWHO総会で承認された生
活機能の分類です. 健康状態を「生活機能と障害」と「背景因子」の相互作用としてとらえて
います. ICFとICDは併存するものであり上位や下位といった概念ではありません.

12 105回(2019年)保健師国家試験問題 → p.90

国際疾病分類(ICD)に基づいた統計が含まれるのはどれか.
1. 国勢調査
2. 人口動態調査
3. 医療施設動態調査
4. 国民生活基礎調査
5. 国民健康・栄養調査

解説　ICDは疾病の疫学や死因統計などの国際分類です. 人口動態調査による死因統計では疾病
(診断名)別の死亡数や割合を調べますのでICD分類を使用します. 選択肢にあるその他の
統計調査では疾病(診断名)を取り扱う項目はありません.

13 91回(2005年)保健師国家試験問題 → p.95

近年の婚姻および離婚の状況で正しいのはどれか.
1. 婚姻件数は増加している.
2. 平均初婚年齢は男女とも低下傾向にある.
3. 離婚の約3割は協議離婚である.
4. 親権を行う子のいる離婚は約6割である.

解説　1. 婚姻件数は横ばいからやや減少傾向です. 2. 平均初婚年齢は上昇傾向にあります(2020年
は男性31.0歳,女性29.4歳). 3. 離婚件数の約9割が協議離婚です. 4. 離婚件数の約6割
に親権を行う子がいます.

14　97回（2008年）看護師国家試験問題 ＊2020年に置き換え → p.95

我が国の2020（令和2）年の女性の平均寿命に最も近いのはどれか.
1. 65年
2. 75年
3. 85年
4. 95年

解説　平均寿命に関しては看護師国家試験にもよく出題されます. 2020（令和2）年におけるわが国の平均寿命は男性81.56歳, 女性87.71歳です.

15　92回（2006年）保健師国家試験問題 ＊一部変更 → p.95

生命表で正しいのはどれか.
1. 0歳の平均余命が平均寿命である.
2. 我が国の65歳の平均余命は平成10年以降延びていない.
3. 平均寿命は市町村別に算出できない.
4. がんで死亡する人がなくなると平均寿命は10歳以上延びる.

解説　1. 0歳の平均余命が平均寿命です. 2. 65歳の平均余命も男女ともに年々延びています. 3. 平均寿命は市区町村単位でも算出することができます. 4. 特定の死因を除去した場合の平均寿命に及ぼす影響が最も大きいのは悪性新生物ですが, それでも3〜4年の延長が期待できるに過ぎません.

16　104回（2018年）保健師国家試験問題 → p.96

健康日本21（第二次）における健康寿命について正しいのはどれか.
1. 患者調査の結果を計算に用いる.
2. 年齢別死亡率は計算に不要である.
3. 日常生活に制限のない者の平均年齢である.
4. 健康寿命の増加分を上回る平均寿命の増加を目標とする.
5. 2019（令和元）年の健康寿命と平均寿命の差は男性より女性が大きい.

解説　1. 2. 状態の算定には人口動態統計から得られる「性・年齢階級別死亡率」と, 国民生活基礎調査などから得られる「不健康割合」を用います. 3. 日常生活に制限のないことが期待される（統計的に算出される）期間のことであり, 健康な人の平均年齢ではありません. 4. 健康寿命の延長が健康日本21（第二次）の目標のひとつです. 5. 2019年の健康寿命と平均寿命の差は, 男性が約9年, 女性が約12年です.

17 95回（2009年）保健師国家試験問題 ＊2019年に置き換え → p.96

2019年度の国民生活基礎調査における全世帯に占める世帯構造の割合で正しいのはどれか．
　1．核家族世帯は約6割である．
　2．三世代世帯は約3割である．
　3．共に65歳以上の夫婦のみの世帯は約3割である．
　4．65歳以上の単独世帯は約3割である．

解説　1．夫婦のみの世帯が24.4％，夫婦と子どもの世帯が28.4％ですので，ひとり親世帯と併せて核家族世帯は59.8％前後です．2．三世代世帯は5.1％です．3．65歳以上の高齢者がいるのは49.4％で，そのうち32.8％が夫婦のみの世帯なので，全体の約15％となります．夫婦ともに65歳以上の世帯はこれより少なくなります．4．65歳以上の高齢者がいる世帯は49.4％で，そのうち28.8％が単独世帯なので，全体の約14％となります．

18 107回（2021年）保健師国家試験問題 → p.97

患者調査で正しいのはどれか．
　1．5年に1回実施される．
　2．推計患者数には調査日に受療した患者数が含まれる．
　3．調査日に入院している患者の平均在院日数が把握される．
　4．総患者数には医療を受けたことのない有病者数も含まれる．

解説　1．患者調査は3年ごとに実施されます．2．特定の1日に無作為抽出した医療機関を継続的に利用している患者数や疾患名などを調査します．3．平均在院日数は調査期間中に退院した患者の入院日数から算出します．4．病気をもっていても医療機関を利用していない有病者は調査の対象外です．

19 105回（2019年）保健師国家試験問題 ＊2020年に置き換え → p.97

2020（令和2）年に実施された患者調査のうち高齢者の調査結果で正しいのはどれか．
　1．入院患者では65歳以上が約7割を占めている．
　2．外来患者では65歳以上が約8割を占めている．
　3．年齢階級別外来受療率（人口10万対）では90歳以上が最も高い．
　4．年齢階級別入院受療率（人口10万対）では75～79歳が最も高い．

解説　1．入院患者の74.7％が65歳以上です．2．外来患者の50.7％が65歳以上です．3．年齢階級別の外来受療率が最も高いのは男性が80～84歳で，女性は75～79歳です．4．入院受療率が最も高いのは男女ともに90歳以上です．

20　108回（2022年）保健師国家試験問題 → p.97

2017（平成29）年患者調査の疾病分類別の結果を表に示す．

| | 受療率（人口10万対） | | 平均在院日数（日） |
	外　来	入　院	
A	1	2	54.1
B	145	100	17.1
C	206	199	277.1
D	702	180	38.1
E	1,021	52	10.8

Cに当てはまる疾患はどれか．
1. 結　核
2. 消化器系の疾患
3. 循環器系の疾患
4. 悪性新生物〈腫瘍〉
5. 精神および行動の障害

解説　こういう問題は，特徴のあるものから推測していくことがポイントです．Aは「結核」です．外来も入院も患者数が最も少ないので簡単に推測できます．Eは「消化器系の疾患」です．歯科疾患を含むために入院に比べて外来受療率が圧倒的に高いのが特徴です．Dは「循環器の疾患」です．高血圧などで通院している人が多いので，外来受療率は「消化器系の疾患」についで高く，入院受療率も比較的高いです．Cは「精神及び行動の障害」です．入院受療率が高く，外来受療率とほぼ同数なのが特徴です．統合失調症などの平均在院日数が長いことが影響していると思われます．残りのBが「悪性新生物」です．

21　107回（2021年）保健師国家試験問題 → p.98

国民健康・栄養調査について正しいのはどれか．
1. 血圧値は調査項目である．
2. 3日間の食事調査が行われる．
3. 調査日の食費は調査項目である．
4. 栄養素等摂取量が市区町村別に比較される．

解説　1．国民健康・栄養調査は国民の身体状況や栄養摂取などを把握するための調査です．身体状況（身長，体重，腹囲，血圧，血液検査など），栄養摂取状況（エネルギー，栄養素，塩分，カルシウムの摂取量など），生活習慣（喫煙，飲酒など）を調査します．2．調査期間における1日の栄養摂取状況を調査します．4．結果は都道府県別に集計されます．

22 103回（2017年）保健師国家試験問題 → p.98

国民健康・栄養調査で把握できるのはどれか．2つ選べ．
1. 健康寿命
2. BMIの平均値
3. 蛋白質の必要量
4. 喫煙習慣者の割合
5. 支出に占める食料費の割合

解説　2．調査した身長と体重からBMIを求めることができます．2019年のBMI平均値は男性23.8，女性22.5です．4．喫煙率は男性27.1％，女性7.6％です．

23 108回（2022年）保健師国家試験問題 → p.99

2019（令和元）年度の学校保健統計について正しいのはどれか．2つ選べ．
1. 幼稚園児のむし歯（う歯）の保有率は20％程度である．
2. 裸眼視力1.0未満の小学生は35％程度である．
3. むし歯（う歯）を保有する小学生は前年度に比べて減少している．
4. 中学生のむし歯（う歯）の保有率は45％程度である．
5. 裸眼視力1.0未満の高校生は50％程度である．

解説　1．幼稚園児のう歯の保有率は30.3％です．2．小学生の裸眼視力1.0未満は37.5％です．3．う歯の保有率は低下傾向です．4．中学生のう歯の保有率は32.2％です．5．高校生の裸眼視力1.0未満は68.3％です．

24 106回（2020年）保健師国家試験問題 → p.99

がん登録等の推進に関する法律（がん登録推進法）で正しいのはどれか．2つ選べ．
1. がん診療連携拠点病院を2次医療圏に整備する．
2. がん登録届出の際は患者の同意が必要である．
3. がんの罹患に関する情報のデータベース化は国が行う．
4. 全国がん登録データベースは一般に公開されている．
5. 病院には罹患情報の届出義務がある．

解説　1．がん診療連携拠点病院は「がん登録推進法」に規定されているものではありません．2．医療機関ががん罹患状況を届出する際に患者の同意は不要です．3．医療機関から糖道府県知事に届出された情報は国立がん研究センターで集約し，全国がん登録データベースで管理しています．4．個人情報を含みますので，データベースが一般公開されることはありません．5．病院および指定された診療所では，がんの初回診断時に都道府県知事へ届出する義務があります．

25 109回（2023年）保健師国家試験問題 → p.81〜100

調査について正しいのはどれか．2つ選べ．
1. 患者調査は毎年実施される．
2. 国勢調査で出生率が把握される．
3. 社会生活基本調査は総務省が実施する．
4. 人口動態調査は無作為抽出による標本調査である．
5. 国民健康・栄養調査は健康増進法に基づいて実施される．

解説　1．患者調査は3年ごとに行われます．2．出生率は人口動態調査で把握されます．3．社会生活基本調査は，総務省が5年ごとに無作為抽出した世帯を対象に行います．4．人口動態調査は悉皆調査です．5．国民健康・栄養調査は健康増進法に基づいて厚生労働省が毎年行います．

26 104回（2018年）保健師国家試験問題 → p.81〜100

保健統計調査について正しいのはどれか．2つ選べ．
1. 国勢調査は5年に1度実施される．
2. 患者調査から死因別死亡率が得られる．
3. 人口動態調査は2年に1度集計される．
4. 国民生活基礎調査は2年に1度実施される．
5. 国民健康・栄養調査の調査項目に腹囲がある．

解説　1．国勢調査は5年ごとに実施されます．2．死因別の死亡率は人口動態調査にて明らかになります．3．人口動態調査は毎年届出があったものを集計します．4．国民生活基礎調査は毎年実施されます．5．国民健康・栄養調査ではメタボリック症候群の有無を判断するために腹囲の測定を行います．

27 106回（2020年）保健師国家試験問題 → p.81〜 100

全国から無作為抽出された世帯及び世帯員を対象として行われる調査はどれか．
1. 患者調査
2. 人口動態調査
3. 食中毒統計調査
4. 学校保健統計調査
5. 国民生活基礎調査

解説　1．患者調査は無作為抽出した医療機関を対象に調本調査を行います．2．人口動態調査は出生，死亡，死産，婚姻，離婚の全数を把握する悉皆調査です．3．食中毒統計調査は都道府県から報告のあった食中毒の事例を集計します．4．学校保健統計調査は文部科学省が無作為抽出した学校を対象とする標本調査です．5．国民生活基礎調査は無作為抽出した世帯を対象に毎年行います．

28　105回（2019年）保健師国家試験問題 → p.101

レセプト情報・特定健診等情報データベース（NDB）によって集計できる情報はどれか．2つ選べ．
1.　がん検診受診率
2.　主要死因別死亡数
3.　入院外来別医療費
4.　年齢階級別出生率
5.　都道府県別BMI分布

解説　レセプト情報・特定健診等情報データベース（NDB）は厚生労働省が作成したデータベースで，国民のレセプト情報と特定健康診査の情報（身長，体重，腹囲，血圧，血液検査の結果）が集約されています．このデータベースを使用すれば，レセプト情報から入院外来別の医療費を調べることができます．特定健康診査の情報からBMIの平均を都道府県別に求めることができます．

29　107回（2021年）保健師国家試験問題 → p.101

国保データベース（KDB）システムが扱う対象はどれか．
1.　健康保険組合
2.　国民健康保険組合
3.　全国健康保険協会
4.　国家公務員共済組合

解説　国民健康保険データベース（KDB）は国民健康保険中央会が作成したデータベースで，国民健康保険加入者のレセプト情報，特定健康診査，介護保険レセプト情報などが集約されています．

30　98回（2012年）保健師国家試験問題 → p.101

文献検索を行い，その結果見つけた文献を引用しながら論文を書いた．適切でないのはどれか．
1.　抄録で内容が確認できたため本文を読まずに引用した．
2.　見つけた文献で使われていたキーワードで再検索した．
3.　該当文献が多かったため原著論文に限定して再検索した．
4.　出典を明示して著者の許可を得ずに文章の一部を引用した．

解説　1．本文を取り寄せて，結論の根拠となった生のデータや結論に至る考察の過程を熟読し，引用に値する論文であるかを評価するべきです．2．キーワードで検索をかけて関係する複数の論文を読むことは大切です．3．論文には原著論文，総説，症例報告などがあります．最も優先するべきはオリジナルの原著論文です．4．論文を引用する場合，出典を明示すれば著者の許可を得る必要はありません．

解 答

1	2	2	4	3	2, 3	4	2, 5	5	2, 4	6	3, 5	7	2	8	2
9	1, 2	10	2	11	3	12	2	13	4	14	3	15	1	16	5	17	1
18	2	19	1	20	5	21	1	22	2, 4	23	2, 3	24	3, 5	25	3, 5
26	1, 5	27	5	28	3, 5	29	2	30	1

5 スクリーニング

▶▶ **保健師を目指す学生さんへ**

　地域住人の疾病を早期発見(第二次予防)するためにスクリーニング検査を行うことは，大切な保健業務のひとつです．スクリーニング検査の意義や結果の解釈法をしっかり身に付けましょう．保健師国家試験でも毎年数問が出題されます．

▶▶ **臨床看護師を目指す学生さんへ**

　人間ドックなどのスクリーニング検査は医療現場で行われます．「ウイルスの迅速抗原検査は敏感度が低い」など，敏感度や特異度という言葉は日常の看護業務で使用されます．この領域の問題は看護師国家試験でも出題されます.

🔒 **Keyword**

スクリーニングの条件，偽陽性，偽陰性，敏感度，特異度，スクリーニングレベル

1 スクリーニングの意味

　スクリーニングとは，大人数の集団から目的とする人たちを選び出すことです．疫学・保健統計の分野でスクリーニング検査といえば，健康そうにみえる集団に対して，健康診断や人間ドックなどで簡便で迅速な検査を行い，疾患が隠れている疑いのある人を大雑把に選び出すことです(**図5-1**)．スクリーニング検査で疾患が疑われた人に対しては精密検査を行い，本当に疾患があるかどうかを確定します．これらの検査で疾病の早期発見・早期治療を行い，治療成績を向上させることが目的です．つまり，疾病の二次予防を行ううえで不可欠な手段といえます.

　たとえば，健康そうにみえる住人1万人を対象に，隠れた肺癌を早期に発見するにはどうすればよいでしょうか．最初から1万人全員に胸部CT検査をすれば，費用や時間がかかってしまいます．そこで，まず1万人全員に肺癌検診として簡便な胸部X線検査を行い，肺癌が疑わしい陰影がある人を選び出します．これがスクリーニング検査です．そして，胸部X線検査で異常がある人に対して，胸部CT検査などの精密検査を行い，本当に肺癌があるかどうかを確定するわけです.

　大勢の人を対象とした集団検査でスクリーニングを行うときに，マススクリーニングと表現することがあります．実際に疫学の分野で行うスクリーニングのほとんどがマススクリーニングといえますが，日本で「マススクリーニング学会」

健康そうにみえる（症状がない）地域住人の全員（たとえば1万人）を対象に胸部CT検査を行うのは費用や時間がかかる.

スクリーニング検査

まずは地域住人1万人を対象に簡便な胸部X線検査を行う

精密検査

胸部X線検査で異常があった住人のみに, 胸部CT検査などを行い, 本当に肺癌かどうかを確認する

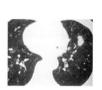

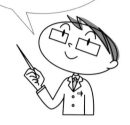

スクリーニング検査とは, 簡便で迅速な検査を行い, 疾患が疑われる患者を大雑把に選び出すこと！

図5-1　スクリーニング

などと表記されるときは新生児の代謝異常症などに対するマススクリーニング検査を指すことが多いです.

2 スクリーニング検査の条件

　スクリーニング検査の対象となるのは, 公衆衛生上で重要な（地域住人にとって大きな問題となる）疾患に限られます. 水虫の早期発見ができるとしても, 市区町村が費用や時間をかけてスクリーニング検査を行うことはありません. つまり, 早期発見・早期治療をしないときの致命率など（疾病の自然史）をもとに, スクリーニング検査の対象疾患を判断します. 有病率が低くても, 早期発見しないと生命にかかわる疾患（先天性代謝異常症など）はスクリーニング検査の対象となります（表5-1）.

　次に, スクリーニング検査は疾患を無症状期に早期発見することが目的なので無症状期が短い疾患は対象となりません. たとえば, 急性白血病は罹患すればすぐに出血傾向などの症状を呈するので, 無症状期に発見することは困難です. したがって, スクリーニング検査の対象にはなりません. また, スクリーニング検査で疾患が疑われたものを確定診断する方法や早期に診断された場合に有効に治療する方法がなければ, スクリーニングの意味がありません. たとえば, 「あなたはスクリーニング検査で肺癌が疑われますが, 本当に肺癌かどうかは調べる方法がありません」,「あなたは肺癌が早期発見されましたが, 治療法がないので進

表5-1　スクリーニング検査の条件

対象疾患	・疾患が公衆衛生上で重要である（まれな疾患でも対象になる） ・疾患に無症状期がある ・スクリーニング陽性者を精密検査（確定診断）する方法がある ・早期発見した場合に適切な治療法がある
スクリーニング検査法	・検査法が適切である（敏感度／特異度が高い，信頼性が高い） ・住人が受けやすい（苦痛が少ない，廉価である） ・集団に検査しやすい（高度な技術や特殊な設備が不要）
受診者	・スクリーニング検査の受診者が意味を理解している

行するのを待つだけです」と言われるくらいなら，スクリーニング検査なんか受けたくないですよね．

　さらに，スクリーニングを行う検査法として，妥当性（敏感度，特異度）と精度（信頼性）が高いことはもとより，集団に対して適応可能であることが重要です．1人の負担が数万円もするような高価な検査や，強い苦痛を伴う検査を地域住人の全員に行うことは現実的に不可能です．高度な技術や特殊な施設が必要な検査法も広範囲に実施することができないため，スクリーニング検査としては適しません．また，受診者にスクリーニングの意味を理解させることも大切です．たとえば，スクリーニング検査で疾患が疑われても，受診者が精密検査を受けずに放置していれば意味がありません．

3　偽陽性率と偽陰性率

a) 偽陽性と偽陰性の意味

　スクリーニング検査で疾患が疑われることを陽性，異常なしと判断されることを陰性と呼びます．スクリーニング検査は，疾患が疑われる人を大雑把に選び出すことが目的なので間違った結果が出る可能性は当然あります．陽性者のなかで精密検査を行ったところ本当は疾患がなかった人を偽陽性者，陰性者のなかで経過観察したところ本当は疾患が隠れていた人を偽陰性者と呼びます．偽陽性者が少ないスクリーニング検査ほど，無駄な精密検査が少なくて済むので優れた検査といえます．同様に，偽陰性者が少ないスクリーニング検査ほど，隠れた疾患を見落とさずに発見できたので優れた検査といえます（図5-2）．

b) 偽陽性率の計算法

　スクリーニング検査の**偽陽性率**とは，最終的に疾患がなかった受診者のうち，スクリーニング検査の段階で間違えて陽性と判定された人（偽陽性者）の割合です．

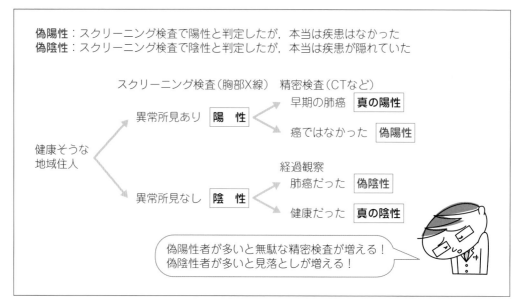

偽陽性：スクリーニング検査で陽性と判定したが，本当は疾患はなかった
偽陰性：スクリーニング検査で陰性と判定したが，本当は疾患が隠れていた

偽陽性者が多いと無駄な精密検査が増える！
偽陰性者が多いと見落としが増える！

図5-2　偽陽性と偽陰性の例

$$偽陽性率 = \frac{間違えて陽性となった人の数（＝偽陽性者数）}{受診者のうち疾患がない人の数（＝偽陽性者数＋真の陰性者数）}$$

図5-3の例で実際に計算してみましょう．スクリーニング検査を受けた受診者15人のうち，最終的に疾患がなかった人は10人（偽陽性者3人＋真の陰性者7人）です．このうち，スクリーニング検査の段階で間違えて陽性と判定された偽陽性者は3人なので，偽陽性率＝3/10＝0.3（30％）となります．偽陽性率が高いと無駄な精密検査が増えてしまいます．

c) 偽陰性率の計算法

スクリーニング検査の**偽陰性率**とは，最終的に疾患があった受診者のうち，スクリーニング検査の段階で間違えて陰性と判定された人（偽陰性者）の割合です．

$$偽陰性率 = \frac{間違えて陰性となった人の数（＝偽陰性者数）}{受診者のうち疾患がある人の数（＝真の陽性者数＋偽陰性者数）}$$

図5-3の例であれば，最終的に疾患があった受診者は5人（真の陽性者4人＋偽陰性者1人）であり，このうちスクリーニング検査の段階で間違えて陰性と判定された偽陰性者は1人なので，偽陰性率＝1/5＝0.2（20％）となります．偽陰性率が高いと見落としが増えてしまいます．

15人の地域住人に対してスクリーニング検査を行った.
7人が陽性であったので精密検査を行ったところ，4人は本当に疾患があった（残りの3人は無駄な精密検査だった＝偽陽性だった）.
8人が陰性であったので経過観察したところ，7人は本当に疾患がなかった（残りの1人は疾患を見落としていた＝偽陰性だった）.

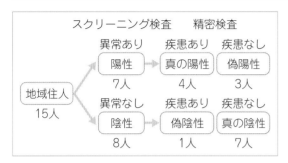

		疾 病	
		あ り	な し
検査結果	陽 性	真の陽性 4	偽陽性 3
	陰 性	偽陰性 1	真の陰性 7

偽陽性率：疾患がない人のうち，間違えて検査が陽性となった人の割合

$$偽陽性率 = \frac{偽陽性}{\underbrace{偽陽性＋真の陰性}_{疾患なし}} = \frac{3}{3＋7} = 0.3（30\%）$$

●偽陽性率が高い＝無駄な精密検査が多い

偽陰性率：疾患がある人のうち，間違えて検査が陰性となった人の割合

$$偽陰性率 = \frac{偽陰性}{\underbrace{真の陽性＋偽陰性}_{疾患あり}} = \frac{1}{4＋1} = 0.2（20\%）$$

●偽陰性率が高い＝見落としが多い

いかに敏感に（見落とさずに）疾患を発見できるか
敏感度：疾患がある人のうち，正しく検査が陽性となった人の割合

$$敏感度 = \frac{真の陽性}{\underbrace{真の陽性＋偽陰性}_{疾患あり}} = \frac{4}{4＋1} = 0.8（80\%）$$

●敏感度が高い＝見落としが少ない

いかに特異的に（無駄な精密検査なしに）疾患を発見できるか
特異度：疾患がない人のうち，正しく検査が陰性となった人の割合

$$特異度 = \frac{真の陰性}{\underbrace{偽陽性＋真の陰性}_{疾患なし}} = \frac{7}{3＋7} = 0.7（70\%）$$

●特異度が高い＝無駄な精密検査が少ない

陽性反応的中度：検査が陽性だった人のうち，実際に疾患がある人の割合

$$\frac{真の陽性}{\underbrace{真の陽性＋偽陽性}_{検査陽性}} = \frac{4}{4＋3} = 0.57（57\%）$$

陰性反応的中度：検査が陰性だった人のうち，実際に疾患がない人の割合

$$\frac{真の陰性}{\underbrace{真の陰性＋偽陰性}_{検査陰性}} = \frac{7}{7＋1} = 0.88（88\%）$$

図5-3 スクリーニング検査の例

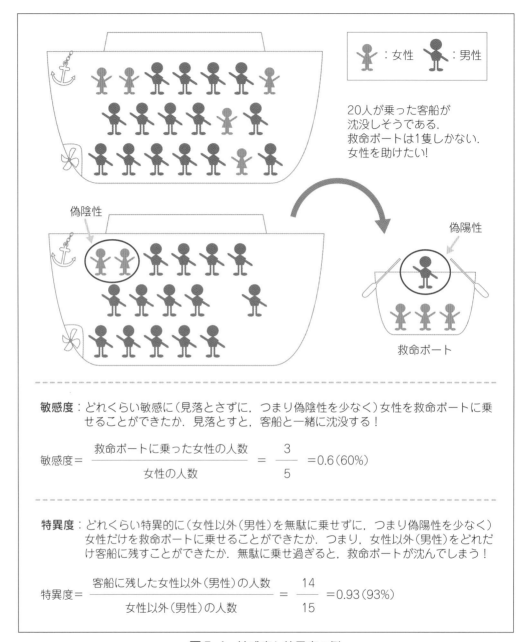

20人が乗った客船が
沈没しそうである.
救命ボートは1隻しかない.
女性を助けたい!

救命ボート

敏感度：どれくらい敏感に（見落とさずに，つまり偽陰性を少なく）女性を救命ボートに乗せることができたか．見落とすと，客船と一緒に沈没する！

$$敏感度 = \frac{救命ボートに乗った女性の人数}{女性の人数} = \frac{3}{5} = 0.6（60\%）$$

特異度：どれくらい特異的に（女性以外（男性）を無駄に乗せずに，つまり偽陽性を少なく）女性だけを救命ボートに乗せることができたか．つまり，女性以外（男性）をどれだけ客船に残すことができたか．無駄に乗せ過ぎると，救命ボートが沈んでしまう！

$$特異度 = \frac{客船に残した女性以外（男性）の人数}{女性以外（男性）の人数} = \frac{14}{15} = 0.93（93\%）$$

図5-4　敏感度と特異度の例

4　敏感度と特異度

a) 敏感度と特異度の意味

　集団から目的とする人たちを選び出すときに，選出方法の適切さ（妥当性）を評価する指標に敏感度と特異度があります．聞き慣れない言葉でしょうが，難し

いことではありません．**図5-4**の例で考えると，沈みゆく豪華客船のなかから女性だけを選び出し，救命ボートに乗せたいとします．「どれだけ敏感に（見落としなく）女性を探して救命ボートに乗せることができたか」が敏感度であり，「どれだけ特異的に（選択的に）女性だけを救命ボートに乗せることができたか」が特異度です．敏感度が低いと，見落とされた女性は客船とともに沈んでしまいます．特異度が低いと，救命ボートに女性以外（男性）が乗り過ぎてボートが沈んでしまいます．

図5-4の場合，敏感度の値は次の式で計算されます．

$$敏感度 = \frac{救命ボートに乗った女性の人数}{女性の人数} = \frac{3}{5} = 0.6\,(60\%)$$

また，特異度は「どれだけ特異的に女性だけを救命ボートに乗せることができたか」なので，言い換えれば「どれだけ女性以外（男性）を客船に残すことができたか」ということになります．したがって，特異度の値は次の式で計算されます．

$$特異度 = \frac{客船に残した女性以外（男性）の人数}{女性以外（男性）の人数} = \frac{14}{15} = 0.93\,(93\%)$$

b) 敏感度の計算法

図5-4の例の乗客をスクリーニング受診者，女性を疾患のある人，救命ボートに乗せることをスクリーニング検査で陽性と判断することに置き換えて考えてみましょう．つまり，スクリーニング検査において**敏感度**とは「どれだけ敏感に（見落とさずに，つまり偽陰性を少なく）疾患のある人を選び出せたか」ということで，最終的に疾患があった人のうち，スクリーニング検査の段階で正しく陽性と判定された人の割合で示します．

$$敏感度 = \frac{正しく陽性となった人の数（＝真の陽性者数）}{受診者のうち疾患がある人の数（＝真の陽性者数＋偽陰性者数）}$$

図5-3（p.117）の例で実際に計算してみましょう．スクリーニング検査を受けた受診者15人のうち，最終的に疾患があった受診者は5人（真の陽性者4人＋偽陰性者1人）です．このうち，スクリーニング検査の段階で正しく陽性と判定されたのは4人なので，敏感度＝4/5＝0.8（80%）となります．

敏感度が高いほど，見落としが少ない適切なスクリーニング検査です．もしも，敏感度が100%であれば，疾患のある人は全員を陽性と判断できたわけですから，見落とし（偽陰性者）は0%です．この場合にスクリーニング検査が陰性なら，「疾患はない」と断言できます．スクリーニング検査が陽性の場合は，偽陽性者

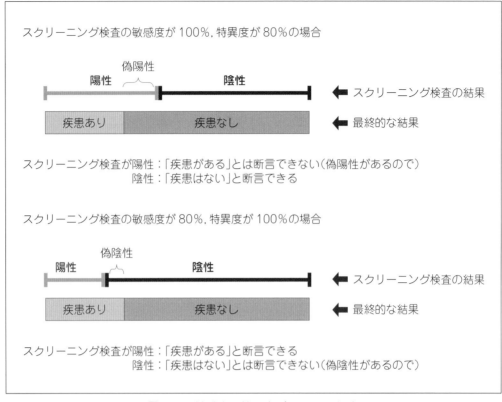

図5-5　敏感度や特異度が100%の場合

の可能性があるので「疾患がある」とは断言できません（**図5-5**）.

　なお，敏感度も偽陰性率も分母は受診者のうち疾患がある人の数（真の陽性者数＋偽陰性者数）で，分母の人数のうちスクリーニング検査で正しく陽性とした人の数（真の陽性者数）を分子にしたのが敏感度，分母の残りの人数である間違って陰性とした人の数（偽陰性者数）を分子にしたのが偽陰性率です．したがって，敏感度と偽陰性率を足せば1（100%）になります（**図5-6**）.

c) 特異度の計算法

　スクリーニング検査において，**特異度**とは「どれだけ選択的に（無駄な精密検査なく，つまり偽陽性を少なく）疾患のある人だけを選び出せたか」ということであり，最終的に疾患がなかった人のうち，スクリーニング検査の段階で正しく陰性と判定された人の割合で示します.

$$特異度＝\frac{正しく陰性となった人の数（＝真の陰性者数）}{受診者のうち疾患がない人の数（＝偽陽性者数＋真の陰性者数）}$$

　図5-3（p.117）の例であれば，最終的に疾患がなかった受診者は10人（偽陽

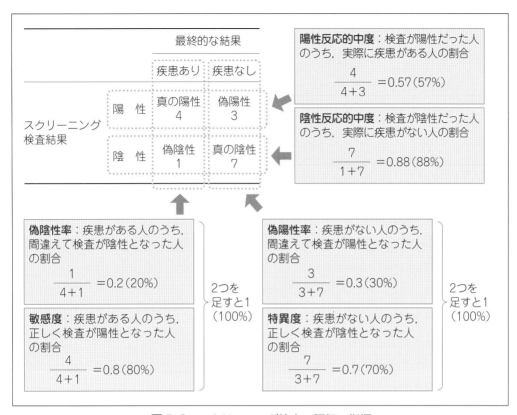

図5-6　スクリーニング検査の評価の指標

性者3人＋真の陰性者7人）で，このうちスクリーニング検査の段階で正しく陰性と判定された人は7人なので，特異度＝7/10＝0.7（70％）となります．

　特異度が高いほど，無駄な精密検査の少ない適切なスクリーニング検査です．もしも，特異度が100％であれば，疾患のない人は全員を陰性と判断できたわけですから，無駄な精密検査（偽陽性者）は0％です．この場合にスクリーニング検査が陽性なら，「疾患がある」と断言できます．スクリーニング検査が陰性の場合は，偽陰性者の可能性があるので「疾患はない」とは断言できません（**図5-5**）．

　また，特異度も偽陽性率も分母は受診者のうち疾患がない人の数（真の陰性者数＋偽陽性者数）で，分母の人数のうちスクリーニング検査で正しく陰性とした人の数（真の陰性者数）を分子にしたのが特異度，分母の残りの人数である間違えて陽性とした人の数（偽陽性者数）を分子にしたのが偽陽性率です．したがって，特異度と偽陽性率を足せば1（100％）になります（**図5-6**）．

　敏感度や特異度の意味を問う問題や，実際に敏感度や特異度を計算させる問題は，保健師国家試験の範囲で大きなヤマのひとつです．スクリーニング検査の陽性・陰性と疾患の有無で示した四分表（2×2表）にa，b，c，dを割り振りして，

敏感度＝a÷(a＋b)などと丸暗記するのは間違いです．問題によって陽性と陰性の順番が逆になったり，行と列が逆転したりするとわからなくなります．敏感度と特異度の本来の意味をきちんと理解したうえで，計算問題に対応できるように心がけましょう．

⚡ **ちょっと追加** ⋯⋯⋯⋯⋯⋯⋯⋯⋯⋯⋯⋯⋯⋯⋯⋯⋯⋯⋯⋯⋯⋯⋯⋯⋯⋯⋯⋯⋯

　スクリーニング検査の判定結果と最終的な診断結果の差が少ない（偽陽性や偽陰性が少ない）ほど，敏感度や特異度は高くなります．この場合に，スクリーニング検査の「妥当性が高い」と表現します．つまり，妥当性の高いスクリーニング検査ほど適切な検査といえます．ここで，なんらかの原因で，スクリーニング検査の判定結果と最終的な診断結果に特定の傾向をもって差が生じることを系統誤差（バイアス）と呼びます．系統誤差が大きいほど妥当性は低くなってしまいます．

　一方，スクリーニング検査の結果自体にバラツキが多いと（最終的な診断結果との差を考察する以前の問題として）意味がありません．同じ検体を測定したときに，誰がどこで何回やっても同じ結果が出る（データのバラツキが少ない）場合に，検査の「信頼性（再現性）が高い」と表現します．つまり，信頼性の高いスクリーニング検査ほど適切な検査といえます．

　検査の信頼性を維持するためには定期的な精度管理が必要です．同じ検査室で基準となる検体を繰り返し測定して，測定値のバラツキを修正するのが内部精度管理です．同一の検体を複数の検査室で測定して，検査室間の測定値のバラツキを修正するのが外部精度管理です．

⋯⋯⋯⋯⋯⋯⋯⋯⋯⋯⋯⋯⋯⋯⋯⋯⋯⋯⋯⋯⋯⋯⋯⋯⋯⋯⋯⋯⋯⋯⋯⋯⋯⋯⋯⋯⋯⋯

5 陽性反応的中度と陰性反応的中度

a) 陽性反応的中度の計算法

　スクリーニング検査の評価指標には，偽陽性率，偽陰性率，敏感度，特異度の他に，陽性反応的中度（陽性予測値）と陰性反応的中度（陰性予測値）があります．

　陽性反応的中度とは，スクリーニング検査の段階で陽性と判定された人のうち，最終的に本当に疾患があった人の割合です．

$$陽性反応的中度 = \frac{陽性者のなかで疾患がある人の数（＝真の陽性者数）}{受診者のうち検査が陽性となった数（＝真の陽性者数＋偽陽性者数）}$$

　図5-3（p.117）の例であれば，スクリーニング検査が陽性と判定された受診者は7人（真の陽性者4人＋偽陽性者3人）で，このうち実際に疾患があった人は4人なので，陽性反応的中度＝4/7＝0.57（57％）となります．

b) 陰性反応的中度の計算法

陰性反応的中度とは，スクリーニング検査の段階で陰性であった人のうち，最終的に本当に疾患がなかった人の割合です．

$$陰性反応的中度 = \frac{陰性者のなかで疾患がない人の数（＝真の陰性者数）}{受診者のうち検査が陰性となった数（＝偽陰性者数＋真の陰性者数）}$$

図5-3の例であれば，スクリーニング検査が陰性と判定された受診者は8人（偽陰性者1人＋真の陰性者7人）で，このうち実際に疾患がなかった人は7人なので，陰性反応的中度＝7/8＝0.88（88％）となります．

偽陽性率，偽陰性率，敏感度，特異度では「最終的に疾患がある（ない）人の数」を分母としています．陽性反応的中度と陰性反応的中度は，「スクリーニングの段階で陽性（陰性）であった人の数」を分母にしているので視点が異なります．**図5-6**（p.121）を参考に，改めて知識を整理しておきましょう．

偽陽性率，偽陰性率，敏感度，特異度，陽性反応的中度，陰性反応的中度を求める計算は基本ですので，スラスラできるようになりましょう．下に100人を対象としたスクリーニング検査の結果と確定診断の結果を示すので偽陽性率，偽陰性率，敏感度，特異度，陽性反応的中度，陰性反応的中度を求めてみましょう．

		疾患 あり	疾患 なし
スクリーニング検査	陽性	40	20
	陰性	10	30

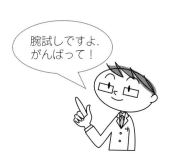

腕試しですよ．
がんばって！

正解は，偽陽性率＝20÷（20＋30）＝40％，偽陰性率＝10÷（40＋10）＝20％，敏感度＝40÷（40＋10）＝80％，特異度＝30÷（20＋30）＝60％，陽性反応的中度＝40÷（40＋20）＝67％，陰性反応的中度＝30÷（10＋30）＝75％となります．

この計算ができなかった場合は，次項に進む前に，スクリーニング検査の評価指標に関する項をもう一度読み直し，しっかり理解しておきましょう．

c) 有病率と陽性反応的中度の関係

　集団における疾患の有病率（人口に対する有病者の割合）が変動した場合に，スクリーニング検査の評価指標はどのように変化するでしょうか．ある疾病の有病率が高いA町と低いB町で同じスクリーニング検査をしたとします．敏感度は，疾患がある人に対してスクリーニング検査が陽性となる割合なので，同じスクリーニング検査であれば疾患がある人の全体数が多くても少なくても影響を受けません．つまり，A町で検査をしてもB町で検査をしても敏感度は同じです．同様に，特異度もA町とB町で同じです．

　ここで，陽性反応的中度がどうなるか**図5-7**の例で計算してみましょう．A町もB町も人口は100人ですが，疾患Xの有病率がA町は90％で，B町は10％とします．疾患Xの診断をするために敏感度が90％，特異度が80％のスクリーニング検査をしたとします．A町の有病者は90人で，敏感度が90％ですから，真の陽性者は81人です．健常者は10人で特異度は80％（つまり偽陽性率は20％）ですから，偽陽性者は2人です．陽性反応的中度は81/83＝98％となります．

| A町　人口：100人，疾患Xの有病率　90% | | | | B町　人口：100人，疾患Xの有病率　10% | | | |

A町			疾患X		B町			疾患X	
			あり	なし				あり	なし
	検査	陽性				検査	陽性		
		陰性					陰性		
		計	90	10			計	10	90

| 検査　敏感度：90%，特異度：80% | | | | 検査　敏感度：90%，特異度：80% | | | |

A町			疾患X		B町			疾患X	
			あり	なし				あり	なし
	検査	陽性	81	2		検査	陽性	9	18
		陰性	9	8			陰性	1	72
		計	90	10			計	10	90

陽性反応的中度：$\dfrac{81}{83}=98\%$　　　　　陽性反応的中度：$\dfrac{9}{27}=33\%$

陰性反応的中度：$\dfrac{8}{17}=47\%$　　　　　陰性反応的中度：$\dfrac{72}{73}=99\%$

図5-7　有病率と陽性反応的中度・陰性反応的中度

一方，B町の有病者は10人で，敏感度はA町と同じで90％ですから，真の陽性者は9人です．健常者は90人で，特異度は80％ですから，偽陽性者は18人です．陽性反応的中度は9/27＝33％となります．

このように，同じスクリーニング検査を行った場合，有病率が高い集団のほうが陽性反応的中度は高くなります．反対に陰性反応的中度は低くなります．

6　スクリーニングレベルの変動による影響

通常，スクリーニング検査では陽性判定の基準値（どの値より異常であれば疾患を疑って陽性と判定するか）は固定されていません．陽性と陰性の判定をする境目の基準値を**スクリーニングレベル（カットオフポイント）**と呼び，敏感度と

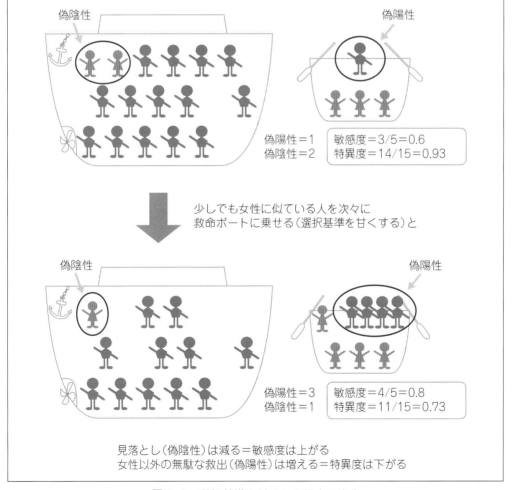

図5-8　選択基準を甘くした場合の変化

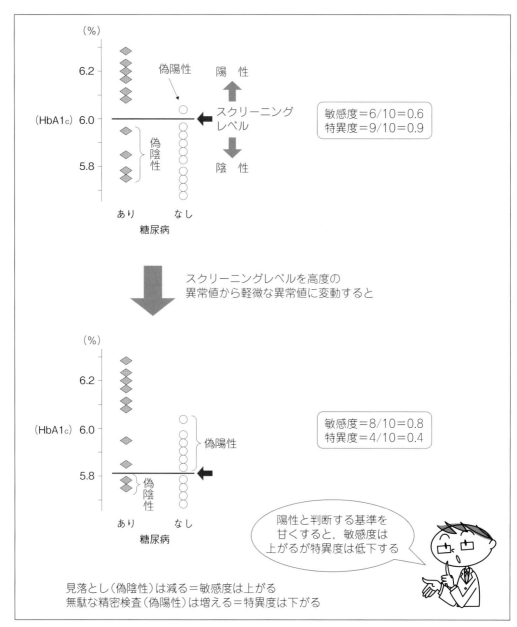

図5-9　スクリーニングレベルの変動による影響

特異度をみながら適切な値を設定する必要があります．スクリーニングレベルを変動させれば，敏感度と特異度は変化します．さきほどの沈みゆく豪華客船のなかから女性を探して救命ボートに乗せる場合で考えてみると，少しでも女性に似ている人を次々に救命ボートに乗せたら（選ぶ基準を甘くしたら），見落とし（偽陰性者数）は減りますが，女性以外（男性）でボートに乗る人（偽陽性者数）が増えてしまいます（**図5-8**）．つまり，敏感度は上がりますが，特異度が下がります．

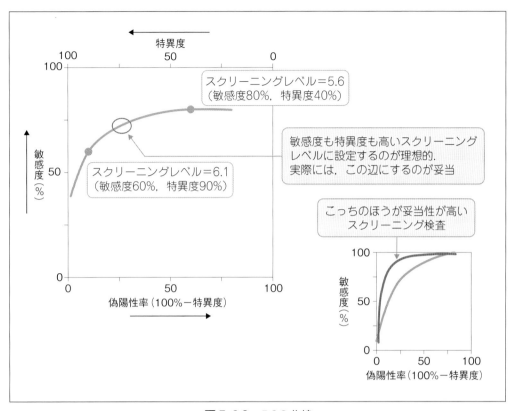

図5-10　ROC曲線

　スクリーニング検査でも同様の変化が起きます．スクリーニングレベルを高度の異常値から軽微な異常値に変動する（少しでも異常があったら陽性と判断するようにする，つまり選ぶ基準を甘くする）と，本当に疾患がある人を見落とす確率（偽陰性率）は減りますが，疾患がない人を陽性として無駄な精密検査をしてしまう確率（偽陽性率）は増えます．つまり，敏感度は上昇しますが，特異度は低下します（**図5-9**）．なお，陽性反応的中度と陰性反応的中度は，上昇する場合と低下する場合があり，一定しません．

　このように，スクリーニングレベルを変動させると，敏感度と特異度の一方は上がるが，一方は下がるという関係（トレードオフ）にあります．この関係を図で表したものが**ROC曲線**です．さまざまのスクリーニングレベルにおける偽陽性率（100%−特異度）を横軸に，敏感度を縦軸にプロットして曲線を描きます．スクリーニングレベルを設定する場合は，ROC曲線上のできるだけ左上方に近いレベルが適切といえます．また，複数のスクリーニング検査がある場合は，それぞれでROC曲線を描いてみて，左上方に近い曲線となる検査ほど妥当性が高いと判断できます（**図5-10**）．

保健師国家試験の過去問題とオリジナル問題

1 97回（2011年）保健師国家試験問題 → p.113, 114

スクリーニング検査で正しいのはどれか．2つ選べ．
1. 疾病の一次予防として行われる．
2. 多疾患を対象とするものをマススクリーニングという．
3. 偽陰性が多くても，偽陽性が少ない検査が適している．
4. 早期発見した場合，治療法が存在する疾患を対象とする．
5. スクリーニング陽性者に対して診断確定する方法がある疾患を対象とする．

解説　1．スクリーニング検査は疾患の早期発見を目的としているので二次予防です．
2．地域住人や企業の構成員など大人数に対する集団検査としてスクリーニング検査を行う
ことであり，日本では新生児マススクリーニング検査を指すことが多いです．多疾患を対象
とするという意味ではありません．3．偽陰性が多いとは疾患の見落としが多いということ
であるので，スクリーニング検査には適しません．4．5．スクリーニング陽性者に対して
精密検査をする方法があり，診断が確定した場合に治療法があることがスクリーニング検査
を行う条件です．

2 106回（2020年）保健師国家試験問題 → p.114

疾病のスクリーニングの要件で正しいのはどれか．
1. 疾病の自然史が不明でも対象になる．
2. 無症状の期間がない疾病が対象となる．
3. 治療方法が確立していなくても対象となる．
4. 検査方法が，対象者より検者に受け入れやすい．
5. スクリーニング陽性者の確定診断の手技が確立している．

解説　1．早期発見や治療をしない場合の自然経過（疾病の自然史）はスクリーニング検査の要件を
判断するうえで必要です．有病率が低くても，早期発見しないと生命にかかわる疾患が対象
となります．2．無症状のときに隠れている疾患を早期発見することが目的ですので，無症
状期が短い疾患は対象となりません．3．5．陽性者に対して確定診断と治療する方法のあ
ることが必要です．4．苦痛が少ない，廉価であるなど，対象者（検査を受ける集団）に受け
入れやすい検査であることも大切です．

3 104回（2018年）保健師国家試験問題 → p.114

疾病の罹患群や非罹患群のスクリーニングの要件で正しいのはどれか．2つ選べ．
1. 検査方法が対象者よりも測定者にとって受け入れやすい．
2. 確定診断の手法が確立していない疾病も対象となる．
3. 治療法が確立していない疾病も対象となる．
4. 疾病予防対策の効率の向上が期待される．
5. 測定者による結果の変動が少ない．

解説 1．対象者に受け入れやすい検査であることが大切です．2．3．確定診断と治療する方法があることが条件です．4．疾病の二次予防（早期発見・早期治療により死亡率を低下させる）の効果が期待されます．5．検査の精度（信頼性・再限性）が高いことも大切です．

4　オリジナル問題→p.115

400人を対象に疾患Aのスクリーニング検査と精密検査を行った．スクリーニング検査が陽性であった150人のうち90人が精密検査で疾患Aと診断された．スクリーニング検査が陰性であった250人のうち10人が疾患Aと診断された．偽陽性率はどれか．
1．10%
2．20%
3．80%
4．90%

解説 このような問題のときは，最初に四分表を自分で作成しましょう．スクリーニング陽性者のうち90人が「陽性者の疾患あり」ですから，残りの150 − 90 ＝ 60人が「陽性者の疾患なし（偽陽性者）」です．スクリーニング陰性者のうち10人が「陰性者の疾患あり（偽陰性者）」ですから，残りの250 − 10 ＝ 240人が「陰性者の疾患なし」です．これで四分表が完成しました．疾患Aがある人の合計は90 ＋ 10 ＝ 100人で，疾患Aがない人の合計は60 ＋ 240 ＝ 300人であることがわかります．

		疾患Aあり	疾患Aなし	計
スクリーニング検査	陽性	90	60	150
	陰性	10	240	250
計		100	300	400

偽陽性率は次の式で求められます．

$$偽陽性率 ＝ \frac{間違えて陽性となった人の数（60人）}{受診者のうち疾患がない人の数（300人）} ＝ 0.2（20\%）$$

※ 4 のときの偽陰性率も計算してみましょう．

解説 偽陰性率は次の式で求められます．

$$偽陰性率 ＝ \frac{間違えて陰性となった人の数（10人）}{受診者のうち疾患がある人の数（100人）} ＝ 0.1（10\%）$$

5　93回（2007年）保健師国家試験問題→p.119

スクリーニングで敏感度が低い場合の問題点はどれか．
1．判定に時間がかかる．
2．患者の見落としが多くなる．
3．精密検査の対象者が増える．
4．測定者によって結果に変動が起こる

解説 敏感度とは「どれだけ敏感に疾患のある人を選び出せたか」，「最終的に疾患があった人のうち，スクリーニング検査の段階で正しく陽性と判定した人の割合」ですので，敏感度が低い場合は偽陰性（見落とし）が増えます．敏感度と特異度が低い場合に，どのような問題点があるかは整理しておきましょう．

敏感度が低い＝疾患がある人を間違えて検査で陰性とした率（偽陰性率）が高い
　　　　　　＝見落としが多くなる
特異度が低い＝疾患がない人を間違えて検査で陽性とした率（偽陽性率）が高い
　　　　　　＝無駄な精密検査が増える

6 94回（2008年）保健師国家試験問題 →p.119

1,200人を対象とした疾病Aのスクリーニングの結果と精密検査の結果とを表に示す．敏感度はどれか．

スクリーニング	精密検査所見	
	あ　り	な　し
陽　性	20	180
陰　性	5	995

1. 10.0%
2. 80.0%
3. 84.7%
4. 99.5%

解説 敏感度とは最終的に疾患があった人のうち，スクリーニング検査の段階で正しく陽性と判定された人の割合なので次の式より80%となります．

$$敏感度＝\frac{正しく陽性となった人の数（＝20人）}{受診者のうち疾患がある人の数（＝20人＋5人）}＝0.8（80\%）$$

7 96回（2010年）保健師国家試験問題 →p.119

ある疾病に関するスクリーニング検査の結果を表に示す．この検査の敏感度はどれか．

		検査結果	
		陽　性	陰　性
疾病	有	48	12
	無	15	125

1. 0.72
2. 0.76
3. 0.80
4. 0.89
5. 0.91

解説 スクリーニング結果を示す四分表(2×2表)は，行を検査結果の陽性と陰性で，列を疾患の有無で分けることが一般的です．この問題では行と列が逆になっているので注意してください．「四分表の左側の数字を足して——」といった覚え方では間違えてしまいます．しかし，敏感度が「どれだけ敏感に疾患を発見できるか，つまり最終的に疾患があった人のうちスクリーニング検査の段階で正しく陽性と判定された人の割合」であることを理解していれば，慌てることはありません．

$$\text{敏感度} = \frac{\text{正しく陽性となった人の数}(=48\text{人})}{\text{受診者のうち疾患がある人の数}(=48\text{人}+12\text{人})} = 0.8\,(80\%)$$

8　92回(2006年)保健師国家試験問題 → p.120

集団健診で行うスクリーニング検査の特異度が低い場合の問題点はどれか．
1. 判定に時間がかかる．
2. 測定者によって結果に変動が起こる．
3. 患者の見落としが多くなる．
4. 精密検査の対象者が増える．

解説 特異度とは「どれだけ選択的に疾患のある人だけを選び出せたか」「最終的に疾患がなかった人のうち，スクリーニング検査の段階で正しく陰性と判定した人の割合」ですので，特異度が低い場合は偽陽性(無駄な精密検査)が増えます．敏感度と特異度が低い場合に，どのような問題点があるかは整理しておきましょう．

敏感度が低い＝疾患がある人を間違えて検査で陰性とした率(偽陰性率)が高い
＝見落としが多くなる
特異度が低い＝疾患がない人を間違えて検査で陽性とした率(偽陽性率)が高い
＝無駄な精密検査が増える

9　98回(2012年)保健師国家試験問題 → p.120

ある集団に対してスクリーニング検査と確定診断とを同時に実施した結果を表に示す．

(人)

| | | 確定診断による判定 | | 計 |
		疾患あり	疾患なし	
スクリーニング検査結果	陽性	100	100	200
	陰性	5	795	800
計		105	895	1,000

特異度はどれか．
1. 50.0%
2. 62.5%
3. 88.8%
4. 95.2%

解説　特異度とは最終的に疾患がなかった人のうち，スクリーニング検査の段階で正しく陰性と判定された人の割合なので次の式より88.8%となります．

$$特異度 = \frac{正しく陰性となった人の数（795人）}{受診者のうち疾患がない人の数（895人）} = 0.888（88.8\%）$$

10　オリジナル問題➡p.120

500人を対象として疾患Aのスクリーニング検査と確定診断を同時に実施した．スクリーニング検査は20%の人が陽性で，残りは陰性と判定された．確定診断の結果，スクリーニング検査陽性者のうち60%が，陰性者のうち10%が疾患Aと診断された．このスクリーニング検査の特異度はどれか．

1. 10%
2. 40%
3. 50%
4. 60%
5. 90%

解説　このような問題のときは，最初に四分表を自分で作成してから，問題を解きましょう．スクリーニング陽性者は500人の20%ですから500×0.2＝100人，残りがスクリーニング陰性者ですから500－100＝400人です．確定診断の結果，陽性者100人のうち60%に疾患Aがあったのですから「陽性者の疾患あり」は100×0.6＝60人，「陽性者の疾患なし」は100－60＝40人です．スクリーニング陰性者400人のうち10%に疾患Aがあったのですから「陰性者の疾患あり」は400×0.1＝40人で，「陰性者の疾患なし」は400－40＝360人です．これで四分表が完成しました．

| | | 確定診断による判定 | | 計 |
		疾患あり	疾患なし	
スクリーニング検査結果	陽性	60	40	100
	陰性	40	360	400
計		100	400	500

特異度とは最終的に疾患がなかった人のうち，スクリーニング検査の段階で正しく陰性と判定された人の割合なので次の式より90%となります．

$$特異度 = \frac{正しく陰性となった人の数（360人）}{受診者のうち疾患がない人の数（400人）} = 0.9（90\%）$$

11　102回（2016年）保健師国家試験問題→p.120

疾病Aの新しいスクリーニング検査の性能を評価するために，疾病Aの患者100人と疾病Aでない者100人に対して検査を実施した．疾病Aの患者のうち60人と，疾病Aでない者のうち10人とが検査の結果陽性であった．特異度を求めよ．
ただし，小数点以下の数値が得られた場合には，小数点以下第1位を四捨五入すること．

解答：①②　%

解答：① ②%
0　0
1　1
2　2
3　3
4　4
5　5
6　6
7　7
8　8
9　9

解説　問題10と異なって，疾患ありと疾患なしの人数が先に提示されています．慌てずに問題10と同様に，まずは四分表を作成しましょう．疾患Aの患者100人のうち60人がスクリーニング検査陽性ですから，陰性は100−60＝40人です．患者ではない100人のうち10人が陽性ですから，陰性は100−10＝90人です．これで四分表が完成しました．

		疾病Aあり	疾病Aなし	計
スクリーニング検査	陽性	60	10	70
	陰性	40	90	130
計		100	100	200

特異度は次の式で求められます．

$$特異度＝\frac{正しく陰性となった人の数（90人）}{受診者のうち疾患がない人の数（100人）}＝0.9（90\%）$$

最近の保健師国家試験や看護師国家試験では，数値を答えさせる計算問題が増えています．そんなに複雑な計算はありませんので，落ち着いて計算すれば大丈夫です．この問題のように「小数点以下の数値が得られた場合には，小数点以下第1位を四捨五入しなさい」と書かれているのに答えが整数のときは慌てると思いますが，自分を信じて回答してください．

12　オリジナル問題→p.120

結果が陽性の場合に「疾患がある」と断定できるスクリーニング検査はどれか．
1. 敏感度100%，特異度90%
2. 敏感度90%，特異度100%
3. 敏感度90%，特異度90%
4. 敏感度50%，特異度50%

解説　1．敏感度は100%ですから，疾患のある人はすべてスクリーニング検査の段階で陽性となり，間違って陰性（偽陰性）になる人はいません．したがって，スクリーニング検査の結果が陰性であれば「疾患はない」と断言できます．しかし，特異度が90%ですので，疾患のない人の90%はスクリーニング検査の段階で陰性の結果になりますが，10%の人は間違って陽性（偽陽性）となります．つまりスクリーニング検査の結果が陽性でも「疾患がある」とは断定できません．2．特異度が100%ですので，疾患のない人はすべてスクリーニング検査の段階で陰性となり，間違って陽性（偽陽性）になる人はいません．したがって，スクリーニング検査の結果が陽性であれば「疾患がある」と断言できます．しかし，敏感度が90%ですから，疾患のある人の90%はスクリーニング検査の段階で陽性の結果になりますが，10%の人は間違って陰性（偽陰性）となります．つまりスクリーニング検査の結果が陰性でも「疾患はない」とは断定できません．3．4．敏感度と特異度が100%未満のときは，スクリーニング検査の結果だけで疾患の有無は断定できません．

13　108回（2022年）保健師国家試験問題 → p.122

検査で陽性と判定された人のうち実際に疾病を有している人の割合を示す指標はどれか．
1．特異度
2．敏感度
3．有効度
4．偽陽性率
5．陽性反応的中度

解説　スクリーニング検査の段階で陽性と判断された人のうち，精密検査で「疾患がある」と確定診断された人（真の陽性者）の割合は陽性反応的中度です．なお，選択肢にある有効度は検査を受けた全員に対するスクリーニング検査が的中した（真の陽性者＋真の陰性者）の割合を指しますが，スクリーニング検査の妥当性の指標として使用されることはまれです．

14　オリジナル問題 → p.122

ある疾患の有病率が10%である1,000人の集団にスクリーニング検査を行ったところ，敏感度70%で特異度80%であった．このときの陽性反応的中度（%）はどれか．

解答：①②%

解答：	①	② %
	0	0
	1	1
	2	2
	3	3
	4	4
	5	5
	6	6
	7	7
	8	8
	9	9

解説　最初に四分表を自分で作成します．1,000人の集団で有病率は10%なので「疾病あり」が1,000 × 0.1 ＝ 100人で，「疾病なし」は1,000 − 100 ＝ 900人です．敏感度が70%なので真

の陽性者は100 × 0.7 ＝ 70人です．特異度が80%なので真の陰性者は900 × 0.8 ＝ 720人で，偽陽性者は900 – 720 ＝ 180人です．したがって，スクリーニング検査の陽性者は70 ＋ 180 ＝ 250人であり，陽性反応的中度は70 ÷ 250 ＝ 0.28（28%）となります．

		疾患あり	疾患なし	計
スクリーニング検査結果	陽性	70	180	250
	陰性	30	720	750
計		100	900	1,000

※ 14 のとき，有病率が40%なら陽性反応的中度はどうなるか計算してみましょう．

解説　14 と同様に四分表を作成します．陽性反応的中度は280 ÷ 400 ＝ 0.7（70%）となります．有病率が高いほうが陽性反応的中度は高いことがわかります．

		疾患あり	疾患なし	計
スクリーニング検査結果	陽性	280	120	400
	陰性	120	480	600
計		400	600	1,000

15　106回（2020年）保健師国家試験問題 → p.124

陽性反応的中度が上昇する理由で適切なのはどれか．
1. 疾患の治療法が進歩した．
2. 疾患の有病率が上昇した．
3. 検査を受けた人数が増加した．
4. 検査の感度は変わらず特異度が低下した．

解説　1．3．受診者の数や治療法の進歩はスクリーニング検査の指標に影響を与えません．2．同一のスクリーニング検査（敏感度，特異度が同じ）を行った場合，受診者のなかで疾患のある人の割合（有病率）が高い集団のほうが，陽性反応的中度は高くなります．4．同一の集団（有病率が同じ）に異なったスクリーニング検査を行った場合，特異度の低い検査では偽陽性者が増える（真の陽性者は減る）ので陽性反応的中度は低下します．

16　95回（2009年）保健師国家試験問題 → p.122

成人の腹囲測定結果の精度を高める方法はどれか．
1. BMIと腹囲との相関を検討する．
2. 測定手順書を作り測定方法を標準化する．
3. 高脂血症スクリーニングへの敏感度を計算する．
4. 腹囲と腹腔内脂肪との関係について文献を収集する．

解説　検査の精度が高いとは，誰がどこで何回やっても同じ結果が出る（再現性が高い）ということです．測定法のマニュアルを作って標準化すれば，測定者によるデータのバラツキが少なくなるので精度が高くなります．

17　オリジナル問題 → p.125

スクリーニングレベルを高度の異常値から軽度な異常値に変更するとどうなるか．
1. 敏感度，特異度ともに上昇する．
2. 敏感度，特異度ともに低下する．
3. 敏感度は上昇するが，特異度は低下する．
4. 敏感度は低下するが，特異度は上昇する．

解説　陽性と判断する基準を甘くするわけなので偽陰性は減少して敏感度は上昇しますが，偽陽性が増加して特異度は低下します．

18　107回（2021年）保健師国家試験問題 → p.125

同じ集団における同一のスクリーニング検査で，基準値を変えて敏感度を上げた場合に上昇するのはどれか．
1. 特異度
2. 偽陽性率
3. 偽陰性率
4. 陰性者数

解説　敏感度と特異度はトレードオフ関係にありますので，敏感度を上げれば特異度は下がります．疾患がない人のうち，スクリーニング検査の段階で正しく陰性となった人の割合が特異度で，間違って陽性となった人の割合が偽陽性率です．そのため，特異度と偽陽性率を足すと1（100%）となります．つまり，特異度が下がれば偽陽性率が上昇します．

19　100回（2014年）保健師国家試験問題 → p.127

3種類のスクリーニング検査A，B，Cの受信者動作特性（ROC）曲線を示す．

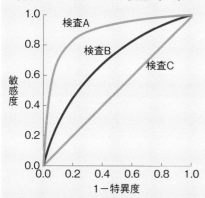

検査の正確さについて正しいのはどれか．
1.　3検査のうちAが最も正確な検査である．
2.　3検査のうちBが最も正確な検査である．
3.　3検査のうちCが最も正確な検査である．
4.　正確さを評価するには足りない情報がある．
5.　この曲線は検査の正確さの評価には適していない．

解説　問題にある「検査の正確さ」とは，スクリーニング検査の判定結果と最終的な診断結果の差が少ない（妥当性が高い）ことを意味していますので，敏感度と特異度で判断することができます．ROC曲線を描いて，左上方に近い曲線となるほど妥当性が高い検査ですので，検査Aが最も優れていることになります．

20　101回（2015年）保健師国家試験問題 → p.114 〜 127

スクリーニングについて正しいのはどれか．
1.　確定診断を目的とする検査である．
2.　敏感度100％の検査で陽性結果であれば疾患がある．
3.　陽性反応的中度は有病率の影響を受けにくい指標である．
4.　同一検査で敏感度と特異度の両方を改善することはできない．

解説　1．スクリーニング検査は疾患が疑われる人を大雑把に選び出すことが目的です．2．敏感度100％とは，疾患のある人の100％をスクリーニング検査で陽性と判断できることです．しかし，陽性と判断されたなかに疾患がない人（偽陽性者）がいる可能性はありますので，検査が陽性でも「疾患がある」とは断言できません．3．同じスクリーニング検査をした場合に，対象集団の有病率が高いほど陽性反応的中率度は上昇します．4．同一検査でスクリーニングレベルを変動させると，敏感度と特異度は一方が上がれば一方が下がるというトレードオフ関係にあるため，同時に両方を改善することはできません．

解 答

1	4, 5	2	5	3	4, 5	4	2	5	2	6	2	7	3	8	4

1 | 4, 5 | 2 | 5 | 3 | 4, 5 | 4 | 2 | 5 | 2 | 6 | 2 | 7 | 3 | 8 | 4

9 | 3 | 10 | 5 | 11 | ①9 ②0 | 12 | 2 | 13 | 5 | 14 | ①2 ②8 | 15 | 2

16 | 2 | 17 | 3 | 18 | 2 | 19 | 1 | 20 | 4

6 おもな疾患の疫学

🔒 Keyword

感染の予防対策，食中毒，結核，HIV感染症，危険因子

1 感染の3大要因と予防対策

　感染とは微生物（細菌，ウイルス，真菌など）が生体に侵入し，生体内に定着して増殖することです．病原性のある微生物が感染して起こる病気を感染症と呼びます．感染が成立する要因として，**病原体，環境（感染経路），宿主**の3つが挙げられます．まず，病原体（原因となる微生物）が存在しなければ感染症に罹らないのは当然です．続いて，その病原体が生息しやすい環境であり，病原体と宿主（感染の対象となるヒトや動物）を結び付ける感染経路があることも必要です．たとえば，マラリア原虫の感染を媒介するハマダラ蚊は熱帯〜亜熱帯地域に生息するので，寒冷地方でマラリアは発生しません．そして，生体が病原体に曝露されても，全員が感染を起こして発病するわけではありません．宿主の免疫状態などによる感受性の程度で感染の有無が決まります．

　したがって，感染症の予防には，病原体（感染源）に対する対策，感染経路に対する対策，宿主の感受性に対する対策が考えられます．鳥インフルエンザの流行を予防するために，インフルエンザが疑わしい鳥を処分するのは感染源対策で，ヒト—ヒト感染が起こった場合にマスクや手洗いをするのは感染経路対策です．

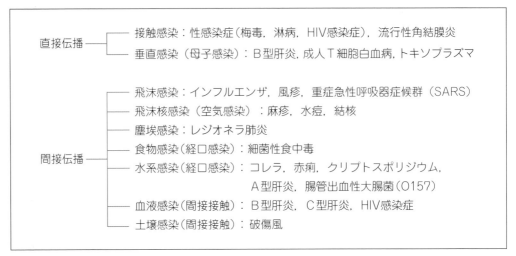

図6-1　感染経路

　ワクチンを接種したり，睡眠や栄養を十分にとったりして体力を付けるのは感受性対策です．p.3で解説したジョン・スノウの業績は，コレラの感染経路の井戸をつきとめて流行を終焉させたので感染経路対策といえます．

　有効な感染経路対策を行うためには，それぞれの感染症の感染経路を知っておく必要があります．感染経路は，病原体が感染者や病原巣から直接に運ばれる直接伝播と，空気・水・食物などを介して運ばれる間接伝播に大別されます．**図6-1**に感染経路の分類を示しましたが，同じ疾患でも複数の感染経路をもつ場合があり，注目する視点によっても分類が変わってくるので絶対的なものではありません．

　飛沫感染とは，患者の咳やくしゃみなどによる飛沫に覆われて病原体が撒き散らされ，至近距離にいるヒトに感染することです．インフルエンザなどが代表的です．新型コロナウイルス感染症も一部にエアゾルによる感染も疑われますが，原則的に飛沫感染です．一方，**飛沫核感染（空気感染）**とは病原体を含んだ飛沫が床などに落ちて乾燥し，飛沫核となって空気中に舞い上がり，広い範囲で感染を起こすことです．麻疹，水痘，結核などがあります．また，経口感染のなかで**水系感染**とは河川や井戸などが病原体によって汚染され，飲み水を介して感染が流行することです．同じ水を飲んだ多数のヒトが感染するので限定した地域に短期間で不特定多数の患者が発生するのが特徴です．ただし，病原体が水で希釈されるので発症率や致命率は比較的低い傾向にあります．

　動物（とくに脊椎動物）の病原体がヒトに感染する感染症を**動物由来感染症（人獣共通感染症）**と呼びます．動物に噛まれたり，糞便や肉食を介して感染します．狂犬病（イヌ），猫ひっかき病（ネコ），トキソプラズマ症（ネコ），エキノコックス症（キツネ，イヌ），クリプトコッカス症（鳥類），オーム病（鳥類），サルモネ

ラ症（鶏卵，カメ），アニサキス症（魚類）などがあります．また，昆虫やダニが病原体を媒介してヒトに感染する感染症を**節足動物媒介感染症**と呼びます．蚊が媒介する感染症には，日本脳炎，デング熱，ウエストナイル熱，マラリアなどがあります．

2　感染の種類

感染には臨床像によってさまざまな種類があります．混乱しやすいので，単語の意味を簡単に説明します．

a）顕性感染と不顕性感染

病原体が生体に侵入して感染が起きた場合に，感染の症状が出る（感染症を発症する）のが**顕性感染**であり，症状が出ないのが**不顕性感染**です．たとえば，幼児期にムンプスウイルスに感染しても30 〜 40%のヒトは発熱や耳下腺炎の症状が出ずに不顕性感染で終わります．

b）再感染と二次感染

ある病原体による感染症が治癒した後に，再び同じ病原体に感染することが**再感染**です．最初の感染症で体力が落ちているところに別の病原体に感染することが**二次感染**です．インフルエンザ罹患後に細菌性肺炎を発症する場合などです．2つの感染症が同時に存在する場合は混合感染ともいいます．なお，最初に感染したヒト（一次感染者）から別のヒトが感染することも二次感染と呼びます．原因食品を摂取して食中毒となったヒト（一次感染者）の排泄物などから別のヒトが感染する場合などです．

c）日和見感染と院内感染

病気や薬剤の影響で免疫力の低下したヒトが，健康なヒトに対しては病原性をもたないような弱毒菌により感染症を発症することを**日和見感染**と呼びます．また，抗生剤の使用で正常細菌叢が減少すれば，抗生剤に強い菌が繁殖しやすくなりますが，このことを**菌交代現象**と呼びます．このように病気に罹患しているヒトは感染に対して抵抗力が弱い状況にあります．

病院内で患者が原疾患とは異なる感染症に罹患することが**院内感染**です．メチシリン耐性黄色ブドウ球菌（MRSA），バンコマイシン耐性腸球菌（VRE），緑膿菌などによる院内感染は大きな問題となるので，感染経路対策として医療従事者の手洗いなどが重要です．注射液や輸液ルートから侵入したセラチア菌による敗血症も院内感染として注目されました．なお，広い意味では医療従事者が病院内の針刺し事故などで感染することも院内感染のひとつです．

新興感染症とは1970年代以降に新しく認識された公衆衛生上問題となる感染症です．後天性免疫不全症候群（AIDS），重症急性呼吸器症候群（SARS），中東呼吸器症候群（MERS），エボラ出血熱，腸管出血性大腸菌感染症などがあります．新型コロナウイルス感染症も新興感染症のひとつといえます．

再興感染症とは患者数が減少していた既知の感染症が再び流行したものです．わが国では結核，梅毒，麻疹，デング熱などが再興感染症として注目されています．

3　感染症の集団発生

感染症が通常の罹患率以上で発生して流行した場合を**アウトブレイク**（英語で「勃発する」という意味）と呼びます．また，発生するはずのない感染症（地球上から撲滅された痘そうなど）は1例でも発生すればアウトブレイクとなります．

アウトブレイクが国際的に広がった場合が**パンデミック**です．2020（令和2）年3月にWHOが新型コロナウイルス感染症のパンデミック宣言をしたことは記憶に新しいと思います．

一方，限定された地域で通常の発生率が蔓延化したものを**エンデミック**と呼びます．

4　感染症の関係法規

a) 感染症発生動向調査

1999（平成11）年に「伝染病予防法」，「性病予防法」，「後天性免疫不全症候群の予防に関する法律（エイズ予防法）」が廃止・統合されて，「感染症の予防及び感染症の患者に対する医療に関する法律（感染症法）」が制定されました．さらに，2006（平成18）年には「結核予防法」が廃止となり，「感染症法」に統合されました．「感染症法」では対象となる感染症を1〜5類に分類し，感染予防のための基本指針や人権への配慮などを規定しています（**表6-1**）．感染症の動向により定期的に法改正がなされ，2008（平成20）年の改正では新型インフルエンザ等感染症についての類型が設けられました．

1類感染症は危険性がきわめて高い疾患で，エボラ出血熱など7疾患が指定されています．これらの疾患は最近20年間にわが国で発生したことはありません．

2類感染症は危険性が高い疾患で，結核，急性灰白髄炎（ポリオ），ジフテリア，重症急性呼吸器症候群（SARS），鳥インフルエンザ（H5N1），鳥インフルエンザ

表6-1　感染症法の対象となる疾患
（2023年5月8日施行に基づく）

1類感染症	危険性がきわめて高い疾患（7疾患）	エボラ出血熱，クリミア・コンゴ出血熱，南米出血熱，マールブルグ熱，ラッサ熱，ペスト，痘そう	全数把握　医師が全数を届出（診断後ただちに）
2類感染症	危険性が高い疾患（7疾患）	結核，重症急性呼吸器症候群（SARS），鳥インフルエンザ（H5N1），鳥インフルエンザ（H7N9），急性灰白髄炎（ポリオ），ジフテリア，中東呼吸器症候群（MERS）	
3類感染症	集団発生を起こしうる腸管系感染症（5疾患）	腸管出血性大腸菌感染症（O157など），コレラ，細菌性赤痢，腸チフス，パラチフス	
4類感染症	動物や飲食物を介して感染する感染症（44疾患）	マラリア，日本脳炎，つつが虫病，デング熱，Q熱，狂犬病，鳥インフルエンザ（H5N1，H7N9以外），A型肝炎，E型肝炎，など	
5類感染症	発生動向調査により予防が期待できる感染症（50疾患）	全数把握疾患（24疾患）　後天性免疫不全症候群（AIDS），梅毒，ウイルス性肝炎（A，E型以外），麻疹，風疹，破傷風，クロイツフェルト・ヤコブ病，など	全数把握　医師が全数を届出（7日以内に）
		定点把握疾患（26疾患）　新型コロナウイルス感染症，インフルエンザ（鳥，新型以外），水痘，流行性耳下腺炎，突発性発疹，流行性角結膜炎，細菌性髄膜炎，急性出血性結膜炎，MRSA感染症，性器クラミジア感染症，淋菌感染症，など	定点把握

＊5類感染症の全数把握疾患のうち，麻疹，風疹，侵襲性髄膜炎菌感染症はただちに届出．

（H7N9），中東呼吸器症候群（MERS）の7疾患です．このなかでは，結核が圧倒的に発生しています．

　3類感染症は危険性は高くありませんが，保菌者が特定の職業（調理師など）に従事することで集団発生を起こしうる腸管系感染症です．腸管出血性大腸菌感染症（O157など），コレラ，細菌性赤痢，腸チフス，パラチフスの5疾患です．

　4類感染症の多くは人畜共通感染症で，動物や昆虫を媒介して感染する感染症が含まれます．マラリア，日本脳炎，つつが虫病，狂犬病など44疾患です．A型肝炎とE型肝炎はここに含まれます．

　以上の，1〜4類感染症の患者については，診断した医師がただちに最寄りの保健所長に届出をする義務があります．

　5類感染症には麻疹，風疹，流行性耳下腺炎などの小児に流行するウイルス疾患や，後天性免疫不全症候群（AIDS），梅毒，性器クラミジア感染症などの性感染症など50疾患が含まれます．ウイルス性肝炎（A型，E型を除く），インフルエンザ（鳥インフルエンザ，新型インフルエンザを除く），MRSA感染症なども5類です．新型コロナウイルス感染症は新型インフルエンザ等感染症に位置付けられ2類相当の

対応をされてきましたが，2023（令和5）年5月8日より5類感染症に移行しました．

　5類のうち後天性免疫不全症候群（AIDS）や梅毒など24疾患についても診断した医師が7日以内に保健所長へ届出することが必要です．ただし，麻疹，風疹，侵襲性髄膜炎菌感染症は，ただちに届出するようになっています．

　残りの5類感染症は定点把握の対象となりますので，指定された医療機関が週または月ごとにまとめて保健所長に届出をします．

　1～5類以外に，新型インフルエンザ等感染症，新感染症，指定感染症の類型が設けられています．診断後はただちに全数を届出する必要があります．

　保健所に届出のあった感染症の情報については，オンラインシステムにて都道府県を通じて厚生労働省に報告されます．保健所あるいは都道府県単位で集計された結果は，感染症発生動向調査の週報として公開されます．

　また，病原体についても1～4種までに分類し，取り扱いなどを規定しています．1種病原体は天然痘ウイルスなど原則的に所持禁止のもの，2種病原体はSARSコロナウイルスなど所持に厚生労働大臣の許可が必要なものです．3種病原体は狂犬病ウイルスなど所持した場合に厚生労働大臣に届出が必要なものです．4種病原体は保管や使用基準の遵守が義務付けられているもので，インフルエンザウイルスや結核菌など多くの病原体が含まれています．

b) 予防接種法

　予防接種法は予防接種の対象疾患，実施方法などについて定めた法律です．1994（平成6）年に大改正され，予防接種は義務接種（受けなければならない）から**勧奨接種**（受けるように努めなければならない）に変更されました．その後も一部改正が繰り返されています．予防接種には予防接種法に基づいて国民全員が受けて集団免疫力を高める**定期接種**と，自己判断で希望者が受ける**任意接種**があります．定期接種の実施責任者は市区町村長で，費用は原則的に公費負担です．任意接種は自己負担となります．

　定期接種のうち集団予防を目的として（全員が接種対象者となって）行うのが**A類疾病**です．A類疾病に対するワクチンには，四種混合ワクチン（百日咳，ジフテリア，破傷風，ポリオ），MRワクチン（麻疹，風疹），BCG（結核），日本脳炎ワクチン，水痘ワクチン，b型インフルエンザ菌ワクチン（Hibワクチン），小児用肺炎球菌ワクチン，ロタウイルス感染症ワクチン，女子に対するヒトパピローマウイルスワクチン（子宮頸がん予防ワクチン），B型肝炎ワクチンがあります．

　四種混合ワクチン（百日咳，ジフテリア，破傷風，ポリオ）は，従来の三種混合ワクチンに不活化ポリオワクチンを混合したものです．第1期接種として生後3か月から3～8週間の間隔をあけて3回接種し，3回目の接種から1～1年半後に4回目の追加接種を行います．第2期接種として11歳以降にジフテリアと

破傷風のワクチンのみを接種します．MRワクチン（麻疹，風疹）は幼児期と児童期に2回接種します．結核のBCGは生後6か月未満に接種しますが，接種前のツベルクリン反応は2005（平成17）年から廃止されました．小・中学生に対するツベルクリン反応とBCGは現在行われていません．

　定期接種のうち個人予防を目的として（対象者を限定して）行うのが**B類疾病**です．B類疾病に対するワクチンには，65歳以上および60歳以上で臓器障害や免疫不全がある人を対象としたインフルエンザワクチン，決まった年齢などの高齢者を対象とした成人用肺炎球菌ワクチンがあります．

　一方，任意接種にはインフルエンザワクチン，流行性耳下腺炎ワクチン，A型肝炎ワクチンなどがあります．

ちょっと追加

- 予防接種基本計画：予防接種法に，厚生労働大臣は予防接種施策の総合的かつ計画的な推進を図るため，予防接種に関する基本的な計画（予防接種基本計画）を策定しなければならないと規定されています．
- 臨時の予防接種：定期接種の対象疾患が感染拡大するなどの予防の緊急性が生じたときに，接種期日などを指定して臨時に予防接種を行うことも予防接種法に定められています．これを「臨時の予防接種」と呼び，計画的に行う「定期の予防接種」と区別します．
- 健康被害救済処置：予防接種の副反応による健康被害が疑われた場合，厚生労働省が疾病・障害認定審査会に意見聴取を行い，予防接種が原因であると厚生労働大臣が認定すれば，市区町村から健康被害者に医療費や補償費が支給されます．
- ワクチンの種類：ワクチンには弱毒化したウイルスや細菌を生きたまま使用する生ワクチン（BCG，麻疹，風疹，水痘，流行性耳下腺炎），ウイルスや細菌を死滅させて使用する不活化ワクチン（インフルエンザ，百日咳，日本脳炎，A・B型肝炎，ポリオ，Hib，肺炎球菌），細菌が産生する毒素を無毒化して使用するトキソイド（ジフテリア，破傷風）があります．

c) 検疫法

　検疫法は国内に常在しない感染症の病原体が国内に侵入するのを水際で食い止めるための法律です．2008（平成20）年に改正され，感染症法で1類感染症に分類された7疾患のほかに，鳥インフルエンザ（H5N1），鳥インフルエンザ（H7N9），中東呼吸器症候群（MERS），デング熱，マラリア，チクングニア熱，ジカウイルス感染症，新型インフルエンザ，新型コロナウイルス感染症を加えた感染症が**検疫感染症**として指定されています（**表6-2**）．

表6-2　検疫感染症

エボラ出血熱	
クリミア・コンゴ出血熱	
南米出血熱	
マールブルグ熱	感染症法の1類感染症
ラッサ熱	
ペスト	
痘そう	
鳥インフルエンザ(H5N1, H7N9)	
中東呼吸器症候群(MERS)	
デング熱	
マラリア	
チクングニア熱	
ジカウイルス感染症	
新型インフルエンザ	
新型コロナウイルス感染症	

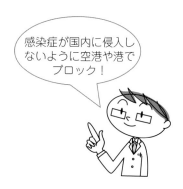

感染症が国内に侵入しないように空港や港でブロック！

5　おもな感染症の疫学

a) 食中毒

　飲食物が原因で発症する中毒が**食中毒**です．食中毒の患者をみた医師はただちに最寄りの保健所長に届出をする義務があります（食品衛生法）．保健所は原因食品や感染経路を明らかにするために，マスターテーブルを用いた疫学調査，患者や飲食店従業員の糞便や調理場の細菌学的調査などを行います．マスターテーブルとは摂取食品と食中毒の有無の関係をまとめた表のことで，原因食品を推定するのに有用です．保健所は原因食品を廃棄し，原因施設を営業停止にするなど食中毒の拡大・再発を防止します．

　食中毒には細菌性食中毒，ウイルス性食中毒（ノロウイルスなど），自然毒による食中毒（フグ，毒キノコなど）があります．細菌性食中毒は感染型（カンピロバクター，サルモネラ菌，ウェルシュ菌，病原性大腸菌など）と毒素型（ブドウ球菌，ボツリヌス菌）に大別されます（**図6-2**）．**感染型**は原因食品に含まれていた細菌に感染して（生体内で増殖して）症状を呈しているので潜伏期は半日から2日前後と比較的長く，下痢・腹痛や発熱を伴います．腸管内で細菌が増殖しているので，糞便からの菌の同定は容易で，治療には抗生剤を使用します．予防には，食品の食前加熱が（細菌が死滅するので）有効です．

　一方，**毒素型**は原因食品内で細菌が産生した毒素を摂取することで発症します．毒素が直接体内に入るわけですから，潜伏期は数時間と短く，細菌自体の感染ではないので発熱は軽度です．生体内で細菌が増殖しているわけではないので

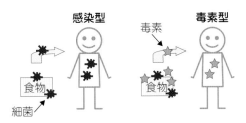

● **細菌性食中毒** ┌ 感染型：サルモネラ菌，ウェルシュ菌，カンピロバクター
└ 毒素型：ブドウ球菌，ボツリヌス菌
＊腸管出血性大腸菌（O157）は感染して，生体内で毒素を産生する

● **ウイルス性食中毒**：ノロウイルス（最近では食中毒のなかで患者数が最多）

● **自然毒による食中毒**：フグ，毒キノコ

	感染型	毒素型
潜伏期	長い	短い
発　熱	高度	軽度
菌の検出	容易	困難
抗生剤	有効	無効
食前加熱	有効	無効＊

＊ボツリヌスは有効.

図6-2　食中毒

菌の同定は困難で，治療として抗生剤は無効です．ボツリヌス菌食中毒は致死率が高く，治療には抗毒素血清や呼吸管理を行います．ブドウ球菌の毒素は熱に強いので食前加熱は無効ですが，ボツリヌス菌の毒素は加熱で活性が低下します．

　ここ数年，食中毒の患者数は1〜2万人前後を推移しています．原因物質別の患者の割合は年度によって変化しますが，一般にノロウイルスが多く，2019（令和元）年は患者の53%がノロウイルスによる食中毒であり，ついでカンピロバクター，ウェルシュ菌の順番でした．食中毒の発生件数はアニサキス，カンピロバクター，ノロウイルスの順番でした．食中毒による死亡者は年間10人未満ですが，腸管出血性大腸菌による食中毒では溶血性尿毒症症候群や脳症を併発して致死的となることがあります．食中毒の原因食品としては，一般的に魚介類が一番多く，複合調理食品や肉類およびその加工品がついでいます．

　ノロウイルスによる食中毒は，患者の嘔吐物などから二次感染しやすいので注意が必要です．生ガキなどが原因となり冬季に好発します．嘔吐物の消毒にアルコールや逆性石鹸は無効で，次亜塩素酸ナトリウムの使用や熱処理をする必要があります．

b）結　核

　1950年代まで国民病として死因順位1位であった結核も，医学の進歩，生活環境・栄養状態の改善，結核予防法による法的支援などにより，罹患率や死亡率は急速に低下しました．一時的な罹患率の増加に対して1999（平成11）年に結核緊急事態宣言が出されましたが，その後の罹患率は順調に低下傾向にあります．欧米諸国に比較すると高い罹患率でしたが，最近は欧米諸国に年々近づきつつあ

ります．国内では罹患率の地域差が顕著で，2021（令和3）年で最も高い長崎県と最も低い山梨県では3.1倍以上の差があります．結核の定期健康診断は，事業所や学校ではその長が，一般市民では市区町村長が実施義務者となります．接触者健康診断は，保健所の指導のもとに行われます．

2006（平成18）年には結核予防法が廃止され，感染症法に統合されました．結核は2類感染症に含まれ，診断した医師はただちに最寄りの保健所長に届出を行う必要があります．2021年の新規登録患者数は11,519人であり，感染源となりうる塗抹陽性（排菌）患者は新規登録患者の35.8％です．新規登録患者の44.1％が80歳以上であり，高齢者ほど罹患率が高くなっています．若いときに感染して潜伏していた結核菌が，高齢に伴う免疫力の低下により活性化したものと考えられます．結核登録患者の総数は27,754人です．結核による死亡者数は1,844人で，死亡率は1.5（人口10万対）です．

c) 後天性免疫不全症候群（AIDS）

ヒト免疫不全ウイルス（HIV）の感染により，数年〜10数年の無症状期を経て，AIDSを発症します．細胞性免疫不全により，致死的な日和見感染や悪性腫瘍を併発します．HIVのおもな感染経路は，性行為感染，血液感染（血液製剤，針刺し），母子感染があります．2020（令和2）年の調査では，わが国の新規HIV感染者は750人で，85.2％は性的接触による感染であり，うち72.4％は同性間性的接触です．ただし女性に限れば，ほとんどが異性間性的接触です．感染者は関東・甲信越ブロックに多く，多くが国内での感染です．

新規AIDS患者数は345人です．新規HIV感染者とAIDS患者は以前は急増していましたが，約20年前から横ばいで最近は減少傾向です．2020年のHIV感染者は22,489人，AIDS患者は9,991人です．男性では日本国籍の者が外国国籍の者より8倍程度多く，女性ではほぼ同数です．

AIDS以外の性感染症（STD）には，梅毒，淋菌感染症，性器クラミジア感染症，ヒトパピローマウイルス感染症（尖圭コンジローマ），性器ヘルペス感染症など多くの疾患があります．近年では梅毒の増加が問題になっています．若年女性でのクラミジア（不妊，子宮外妊娠の原因となる）やヒトパピローマウイルス（子宮頸癌の原因となる）の持続感染も課題です．

6 感染症以外の疾患の疫学

a) 悪性新生物

悪性新生物は1981（昭和56）年より死因順位1位であり，2021（令和3）年の死亡数は381,497人で死亡総数の26.5％です．粗死亡率は310.7（人口10万対）

表6-3　危険因子と悪性新生物

	危険因子	悪性新生物
ウイルス などの 微生物	ヘリコバクター・ピロリ菌	胃癌
	ヒトパピローマウイルス	子宮頸癌
	B型・C型肝炎ウイルス	肝臓癌
	EBウイルス	バーキットリンパ腫，咽頭癌
	HTLV-1ウイルス	成人T細胞白血病
発癌物質 や 生活習慣 など	タバコ	肺癌，喉頭癌，食道癌，膀胱癌， など
	アスベスト（石綿）	悪性中皮腫，肺癌
	紫外線	皮膚癌
	放射線	甲状腺癌，白血病
	アフラトキシン	肝臓癌
	高塩分食	胃癌
	高脂肪食，低繊維食	大腸癌
	出産経験なし，初経が早い， 閉経が遅い	乳癌

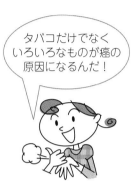

タバコだけでなく いろいろなものが癌の 原因になるんだ！

で，増加傾向ですが，年齢調整死亡率はやや減少傾向です．

　2020（令和2）年の部位別の死亡数で多い順は，男性では肺，胃，大腸，膵臓，肝臓，女性では大腸，肺，膵臓，乳房，胃です．過去20年間で減少傾向にあるのは胃癌，子宮癌，肝臓癌などです．二次予防（胃癌検診，子宮癌検診，超音波検査）の普及による早期発見治療の効果と考えられます．今後は一次予防（ピロリ除菌，子宮頸がん予防ワクチン，C型肝炎治療薬）の効果も現れてくることが期待されます．喫煙は多くの悪性新生物の危険因子となります．特徴的な危険因子と悪性新生物の関係についての知識も整理しておきましょう（表6-3）．

b) 心疾患

　心疾患（高血圧性疾患を除く）は死因順位2位であり，2021年の死亡数は214,623人で死亡総数の14.9％です．粗死亡率は174.8（人口10万対）です．粗死亡率は増加傾向ですが，これは高齢化に伴うもので，年齢調整死亡率は減少傾向です．死因分類別では虚血性心疾患（心筋梗塞，狭心症）の割合が最も高いのですが，欧米諸国に比べれば低いのが特徴です．虚血性心疾患の危険因子は，高血圧，脂質異常症，喫煙，糖尿病などです．なお，高血圧性心疾患は高血圧性疾患として別の分類項目になるので，ここには含まれていません．

c) 脳血管疾患

　脳血管疾患による死亡率は1960年代をピークとして（多少の増減はあるものの）長期的には確実に減少してきています．2021年の脳血管疾患による死亡数

は104,588人で，死亡総数の7.3％を占めて死因順位4位です．粗死亡率は85.2（人口10万対）です．

　死亡者の約6割は脳梗塞によるもので，脳梗塞，脳出血，くも膜下出血の順となっています．地域的には東日本のほうが脳血管疾患による死亡率は高く，食塩摂取量が多いためと考えられます．危険因子は，高血圧，脂質異常症，糖尿病，喫煙，多量飲酒などです．

d) 糖尿病

　糖尿病自体の死因順位は10位以内に入っていませんが，心疾患，脳血管疾患，腎不全なども糖尿病を基礎として発症することを考えれば，死因における実際の位置づけはもっと大きいといえます．

　2019（令和元）年の国民健康・栄養調査では「糖尿病が強く疑われる者」の割合が成人の14.6％（男性19.7％，女性10.8％）で，「糖尿病の可能性を否定できない者」の割合が成人の12.7％（男性12.4％，女性12.9％）でした．男女ともに年齢が上がるほど増加しています．40歳以上の年齢階級では男性のほうが女性より高くなっています．糖尿病が強く疑われる者の76.9％が治療を受けています．人工透析を導入する腎不全患者の原因は糖尿病性腎症が第1位です．2型糖尿病の危険因子は，肥満，運動不足，遺伝的素因などです．

e) メタボリックシンドローム

　内臓脂肪型肥満により脂質異常症，高血圧，高血糖を合併し，虚血性心疾患のリスクが高くなった病態です．最近の国民健康・栄養調査によるメタボリックシンドロームが強く疑われる人と予備群は，40〜74歳の男性では2人に1人，女性では5人に1人にのぼります．2008（平成20）年からは，国民健康保険などの40歳以上の加入者を対象に，メタボリックシンドロームに重点を置いた特定健康診査（特定健診）と特定保健指導の実施が義務付けられました．

f) 精神科疾患

　2020年の調査では，精神障害による入院患者数は減少傾向で，入院患者のうち50.7％が任意入院（患者の同意による入院），48.3％が医療保護入院（保護者の同意による入院）です．措置入院（自傷他害のおそれがあるため都道府県知事による強制入院）は0.6％のみです．疾患別では入院患者の半分以上が統合失調症ですが，近年は認知症（アルツハイマー病）の割合が増加しています．

　精神科疾患の平均在院日数は約300日と長く，統合失調症では約550日とすべての疾患のなかで最長となっています．

　外来患者は増加傾向で，とくに75歳以上の高齢者に顕著です．外来患者のほうが入院患者より多いです．

g) ウイルス性肝炎

　わが国にはＢ型肝炎ウイルスのキャリアが約110〜120万人，Ｃ型肝炎ウイルスのキャリアが約90〜130万人いると推定されています．Ｂ型肝炎キャリアの約9割はセロコンバージョンを起こして非活動型となりますが，Ｃ型肝炎キャリアの多くは慢性肝炎・肝硬変・肝臓癌と移行します．

　近年，抗ウイルス療法の進歩によりウイルス性肝炎の治療は急速に進歩しています．Ｂ型肝炎にはペグインターフェロンや核酸アナログ製剤を使用します．Ｃ型肝炎にはレジパスビル/ソホスブビル配合剤などが著効するため，いわゆるインターフェロンフリー療法が一般的となっています．わが国では2008年からインターフェロン療法に対して医療費助成が開始され，その後は核酸アナログやインターフェロンフリー療法にも助成の対象が広がっています．

保健師国家試験の過去問題とオリジナル問題

＊一部の過去問題では，最近の法改正や統計結果に基づいて数値を置き換えている．

1　98回（2012年）保健師国家試験問題 → p.140

感染経路とその拡大防止策の組合せで正しいのはどれか．
1. 水系感染──河川の消毒
2. 空気感染──換気の励行
3. 接触感染──マスクの着用
4. 垂直感染──妊婦へのワクチン接種

解説　1．水系感染とは河川や井戸などが病原体に汚染され，飲料水を介して感染が流行することです．理論的には感染源となった河川を完全に消毒できれば感染予防になりますが，現実的には川に流れる水をすべて消毒するのは困難です．汚染源を突き止めて病原体が河川に流れ込まないように防止する，河川からの給水システムを改善する（浄水場を整備するなど）が現実的です．2．空気感染（飛沫核感染）とは病原体が空気中に舞い上がり屋内で感染を起こすことです．したがって，部屋の換気は感染予防になります．なお，新型コロナウイルスは飛沫感染ですが，エアゾルによる感染を防ぐために部屋の換気が推奨されます．3．接触感染は空気や水などを介さずに感染者と直接に接触することで感染することであるので，マスクをしても感染予防にはなりません．マスクは飛沫感染の予防に有効です．4．垂直感染は病原体が母親から子どもに胎盤や産道や母乳を介して直接に感染することです．母親が感染者の場合は，病原体の種類により必要に応じて出生児にワクチン接種を行います．

2 109回（2023年）保健師国家試験問題 → p.140

感染症とその病原体の宿主の組合せで正しいのはどれか.
1. アニサキス症――――魚
2. ウエストナイル熱―――ダニ
3. エキノコックス症―――蚊
4. トキソプラズマ症―――貝

解説 病原微生物の生態や感染経路を知っておくことは感染症を予防するために大切です.アニサキスは海産魚介類（サバ, サケ, アジなど）に生息しています.ウエストナイルウイルスはおもに蚊を媒介して感染します.エキノコックスはキツネやイヌが感染源で, 糞便中に虫卵が排出されます.トキソプラズマは家畜や野生動物が宿主となります.

3 104回（2018年）保健師国家試験問題 → p.142

日本における再興感染症はどれか.2つ選べ.
1. 麻疹
2. デング熱
3. エボラ出血熱
4. ウエストナイル熱
5. 重症急性呼吸器症候群（SARS）

解説 再興感染症とは患者数が減少していた既知の感染症が再び流行したものです.日本における再興感染症としては, 結核, 梅毒, 麻疹, デング熱などが代表的です.

4 109回（2023年）保健師国家試験問題 → p.139, 141

地球温暖化によって発生が増加するおそれがある感染症はどれか.
1. 後天性免疫不全症候群（AIDS）
2. ポリオ（急性灰白髄炎）
3. マラリア
4. 痘そう
5. 結核

解説 マラリアはハマダラ蚊を媒介して感染します.ハマダラ蚊は熱帯～亜熱帯地域に生息するので, 患者の多発地帯はアフリカ, 南米アマゾン河流域, 南太平洋の島々などです.これまで日本国内での発症は多発地帯からの帰国者（感染後1～4週の潜伏期を経て発症）がほとんどでしたが, 地球温暖化によって国内での感染が増加する可能性はあります.

5　98回（2012年）保健師国家試験問題 → p.142

感染症のアウトブレイクで正しいのはどれか．
1. 国際的な流行をいう．
2. 国内常在菌感染症では起こらない．
3. 動物由来感染症では起こらない．
4. 通常ではほとんどない疾病の発症数が突然増加することをいう．

解説　感染症が通常の罹患率以上で発生して流行した場合をアウトブレイクと呼びます．国内常在菌感染症や動物由来感染症でも急激に集団発生すればアウトブレイクです．発生するはずのない感染症（地球上から撲滅された痘そうなど）は1例でも発生すればアウトブレイクとなります．アウトブレイクが国際的に広がった場合をパンデミックと呼びます．

6　109回（2023年）保健師国家試験問題 → p.142

感染症の予防及び感染症の患者に対する医療に関する法律（感染症法）に統合され廃止された法律はどれか．2つ選べ．
1. 後天性免疫不全症候群の予防に関する法律
2. トラホーム予防法
3. 狂犬病予防法
4. 結核予防法
5. らい予防法

解説　「伝染病予防法」，「性病予防法」，「後天性免疫不全症候群の予防に関する法律（エイズ予防法）」が廃止・統合されて，「感染症の予防及び感染症の患者に対する医療に関する法律（感染症法）」が制定されました．さらに，「結核予防法」が廃止となり，「感染症法」に統合されました．

7　104回（2018年）保健師国家試験問題 → p.142

感染症の予防及び感染症の患者に対する医療に関する法律〈感染症法〉における1類感染症はどれか．2つ選べ．
1. コレラ
2. 痘そう
3. ペスト
4. マラリア
5. 急性灰白髄炎

解説　痘そうとペストが1類感染症です．コレラは3類感染症，マラリアは4類感染症，急性灰白髄炎（ポリオ）は2類感染症に属します．

8 108回（2022年）保健師国家試験問題 ➡ p.142

平常時に指定医療機関から患者発生数の報告を受けて流行状況を把握する定点把握対象疾患はどれか．2つ選べ．
1. 結核
2. コレラ
3. 急性出血性結膜炎
4. 鳥インフルエンザ
5. 性器クラミジア感染症

解説　1．結核は2類感染症ですので全数把握です．2．コレラは3類感染症ですので全数把握です．3．急性出血性結膜炎は5類感染症の定点把握です．4．鳥インフルエンザのH5N1とH7N9は2類感染症，それ以外のタイプは4類感染症ですのでいずれも全数把握です．5．性器クラミジア感染症はは5類感染症の定点把握です．

9 109回（2023年）保健師国家試験問題 ➡ p.142

感染症発生動向調査で全数把握の対象となるのはどれか．2つ選べ．
1. 結核
2. 麻疹
3. 手足口病
4. マイコプラズマ肺炎
5. 性器クラミジア感染症

解説　結核は2類感染症ですので全数把握です．麻疹は5類感染症のなかで全数把握疾患のひとつです．

10 105回（2019年）保健師国家試験問題 ➡ p.143

感染症の予防及び感染症の患者に対する医療に関する法律〈感染症法〉の五類感染症のうち，直ちに届け出る必要があるのはどれか．2つ選べ．
1. 麻疹
2. 百日咳
3. 破傷風
4. 侵襲性髄膜炎菌感染症
5. Creutzfeldt-Jakob〈クロイツフェルト・ヤコブ〉病

解説　感染症法の5類感染症のうち全数把握疾患（24疾患）は，医師が診断後に最寄りの保健所長に届け出る必要があります．24疾患の多くは診断後7日以内ですが，麻疹，風疹，侵襲性髄膜炎菌感染症に限ってはただちに届け出なければなりません．

11　109回（2023年）保健師国家試験問題 → p.144

予防接種について正しいのはどれか．
1. 予防接種法では定期接種と任意接種に分類される．
2. 市区町村長は予防接種基本計画を策定する義務がある．
3. 予防接種による健康被害の救済措置は都道府県知事が行う．
4. A類疾病に対しては疾病の発生とまん延の予防を目的に実施する．

解説　1．予防接種法に定められているのは定期接種に関する事項であり，定期接種は計画的な「定期の予防接種」と緊急時の「臨時の予防接種」に分類されます．2．予防接種法に，厚生労働大臣は予防接種施策の総合的かつ計画的な推進を図るため予防接種基本計画を策定しなければならないと定められています．3．予防接種による健康被害は厚生労働省が認定を行い，市区町村から健康被害者に医療費や補償費が支給されます．4．正しい．

12　105回（2019年）保健師国家試験問題 → p.144

予防接種法で正しいのはどれか．2つ選べ．
1. 予防接種を受けることは国民の義務である．
2. 定期予防接種の実施責任者は都道府県知事である．
3. 定期予防接種は一類疾病と二類疾病に類型化されている．
4. 定期予防接種の副反応による健康被害の救済が規定されている．
5. 予防接種の総合的な推進を図るための予防接種基本計画が定められている．

解説　1．予防接種は義務接種から勧奨接種に変更されました．2．実施責任者は市区町村長です．3．予防接種の目的が集団予防であるA類疾患と個人予防であるB類疾患に類型化されています．4．5．正しい．

13　108回（2022年）保健師国家試験問題 → p.144

乳幼児の予防接種が任意接種である疾病はどれか．
1. B型肝炎
2. 急性灰白髄炎
3. 流行性耳下腺炎
4. ロタウイルス感染症

解説　B型肝炎，急性灰白髄炎（ポリオ），ロタウイルス感染症に対するワクチンは定期接種のA類疾患です．

14　103回（2017年）保健師国家試験問題 → p.144

インフルエンザの予防接種について正しいのはどれか.
1. 二次予防である.
2. ワクチンの種類はトキソイドである.
3. 予防接種法におけるB類疾病である.
4. 定期予防接種の対象は15歳未満である.

解説　1. 予防接種は疾病の発症を予防するので一次予防です. 2. インフルエンザのワクチンは不活化ワクチンです. 3. 4. 対象者を限定（65歳以上および60歳以上で臓器障害や免疫不全がある人）してワクチンを定期接種するB類疾病です.

15　107回（2021年）保健師国家試験問題 → p.144

予防接種法に基づく定期予防接種の対象疾患のうち, 目的として個人の発病または重症化を防止し, 併せてこれによりまん延の予防を資するために定期的に行う必要があるのはどれか.
1. 結核
2. 麻疹
3. 破傷風
4. B型肝炎
5. インフルエンザ

解説　定期接種の対象疾患のうち, B類疾患を問う問題です. B類疾患にはインフルエンザ（65歳以上および60歳以上で臓器障害や免疫不全がある人が対象）と肺炎球菌感染症（決まった年齢などの高齢者が対象）があります. 選択肢1.～4.はA類疾患です.

16　100回（2014年）保健師国家試験問題 → p.145

予防接種で生ワクチンはどれか. 2つ選べ.
1. 肺炎球菌
2. B型肝炎
3. おたふくかぜ
4. 麻疹・風疹混合
5. Hib（インフルエンザ菌b型）

解説　弱毒化したウイルスや細菌を生きたまま使用する生ワクチンには, おたふくかぜ（流行性耳下腺炎）, 麻疹, 風疹, BCG, 水痘などがあります. 肺炎球菌, B型肝炎, Hibは不活化ワクチンです.

17 108回（2022年）保健師国家試験問題 → p.146

A小学校の2年生の児童80人と引率の教員が市内の公園に遠足に行き，昼食に学校から配布されたおにぎりを食べた．午後2時ころに帰校すると，2年生の児童と引率した教諭に嘔吐，下痢および腹痛の症状が現れ，半数以上の児童が医療機関を受診した．他学年の児童に症状がある者はなかった．保健所にA小学校から緊急連絡があり，疫学調査の結果，集団食中毒であることが判明した．
原因菌として最も疑われるのはどれか．

1. ウェルシュ菌
2. ボツリヌス菌
3. 黄色ブドウ球菌
4. カンピロバクター

解説　原因食品（おにぎり）を食べて数時間で嘔吐，下痢が発症していますので，毒素型の食中毒と考えられます．毒素型の原因としては黄色ブドウ球菌とボツリヌス菌が代表的です．黄色ブドウ球菌は化膿菌であり，傷のある手で握ったおにぎりや餅などが原因食品となることが多いです．ボツリヌス菌は嫌気性菌なので，真空パックの食品などが原因食品となることがあります．なお，毒素型の食中毒の原因菌については，109回（2023年）の国家試験にも出題されています．

18 101回（2015年）保健師国家試験問題 → p.146

2019（令和元）年の厚生労働省による食中毒統計調査について正しいのはどれか．2つ選べ．

1. 患者数は年間100万人以上である．
2. 死亡者数は年間1,000人以上である．
3. ノロウイルスによる患者が最も多い．
4. 腸管出血性大腸菌（VT産生）による死亡者が最も多い．
5. 原因食品で最も多いのは肉類およびその加工品である．

解説　1．食中毒の患者数は1〜2万人前後を推移しています．2．死亡者は年間10人未満です．3．2019年では患者の53%がノロウイルスによる食中毒でした．4．腸管出血性大腸菌による食中毒では溶血性尿毒症症候群や脳症を併発して致死的となることがあります．5．食中毒の原因食品として特定できたもので最も多いのは魚介類です．

19　99回（2013年）保健師国家試験問題 *改変 → p.146

介護老人保健施設から食中毒の発生が報告された．当日の昼食を検食した職員や夕食前に退所した者からも発症者が出たため，昼食の喫食調査を行った．昼食の喫食状況と発症状況を表に示す．

（人）

メニュー ＼ 喫食状況	食べた		食べなかった	
	発　症	未発症	発　症	未発症
ハンバーグデミグラスソース	88	24	3	46
アサリと青菜のあえもの	50	50	41	20
煮　豆	60	60	31	10
フルーツポンチ	87	69	4	1

原因として最も疑わしいメニューはどれか．
1. ハンバーグデミグラスソース
2. アサリと青菜のあえもの
3. 煮　豆
4. フルーツポンチ

解説　まず，ハンバーグデミグラスソースを食べた人の発症率（88/112）が，食べなかった人の発症率（3/49）の何倍になるかを意味する相対危険度を計算します．（88/112）÷（3/49）＝12.8となります．同様に他の食品についても相対危険度を計算すると，アサリと青菜のあえものは0.74，煮豆は0.66，フルーツポンチは0.70です．相対危険度が最も高いハンバーグデミグラスソースが原因食品として最も疑わしいことがわかります．

20　98回（2012年）保健師国家試験問題 → p.147

近年の日本における結核の状況と対策について正しいのはどれか．
1. 先進国の中では罹患率は低い．
2. 死因別死亡者数上位10位以内である．
3. 罹患率は2000（平成12）年以降減少し続けている．
4. 新規登録患者は高齢者よりも若年者が多い．

解説　1. わが国の結核罹患率は先進国のなかでは高いほうでした．しかし，近年は先進諸国に近づいています．2. 2019（令和元）年の死因順位は31位です．3. 1999（平成11）年に結核緊急事態宣言が出されましたが，その後は順調に減少しています．4. 新規登録患者の4割以上が80歳以上であり，高齢者に多い特徴があります．

21　99回（2013年）保健師国家試験問題 ➔ p.147

日本の結核対策で正しいのはどれか．
1. 生後3か月に達するまでにBCGを接種する．
2. 潜在性結核感染症は医師の届け出の対象ではない．
3. 接触者健康診断は接触者の居住地の保健所が実施する．
4. 定期健康診断は都道府県知事が実施義務者となって行われる．

解説　1．生後6か月未満に接種します．2．潜在性結核感染症とは症状はないが感染しているおそれが高く治療を必要とする状態であり，医師の届出の対象です．3．接触者の居住地を所管する保健所の指導のもとに行われます．4．結果の定期健康診断は，事業所や学校ではその長が，一般市民では市区町村長が実施義務者となります．

22　108回（2022年）保健師国家試験問題 ➔ p.148

2020（令和2）年の日本におけるHIV感染者の患者動向で正しいのはどれか．
1. 新規感染の約60％は性的接触である．
2. 発生の総数は2008（平成20）年から増加している．
3. 男性では外国籍の者が半数以上を占めている．
4. 日本国籍女性の感染経路は異性間の性的接触が最も多い．

解説　1．2020年の報告で新規HIV感染者の85.2％は性的接触による感染です．2．新規感染者数は減少傾向です．3．多くが日本国籍の者です．4．感染者の72.4％は同性間性的接触ですが，女性に限ればほとんどが異性間性的接触です．

23　109回（2023年）保健師国家試験問題 ➔ p.149

疾病と主な危険因子の組合せで正しいのはどれか．
1. 胃　癌————————塩蔵食品
2. 肺　癌————————運動不足
3. 乳　癌————————遅い初経年齢
4. 膀胱癌————————アフラトキシン
5. 成人T細胞白血病————肥　満

解説　この問題で示された疾病と主な危険因子の組合せを以下に示します．
胃癌————————ヘリコバクター・ピロリ感染，高塩分食
肺癌————————喫煙，アスベスト曝露
乳癌————————早い初経，遅い閉経，未産婦
膀胱癌————————喫煙，化学薬品（ベンジン）
成人T細胞白血病————HTLV-1ウイルス感染

24　106回（2020年）保健師国家試験問題 →p.149

がんと危険因子の組合せで正しいのはどれか.
1. 胃がん ――――― 高塩分食
2. 肺がん ――――― 運動不足
3. 乳がん ――――― ヘリコバクター・ピロリ
4. 肝臓がん ――――― ヒトパピローマウイルス

解説　胃癌，肺癌，乳癌の危険因子は前問の解説のとおりです．それ以外で代表的な組合せを以下に示します．
肝臓癌――――― B型・C型肝炎ウイルス感染，アフラトキシン
大腸癌――――― 高脂肪食，低繊維食，肥満
子宮頸癌――――― ヒトパピローマウイルス感染

25　96回（2010年）保健師国家試験問題 →p.149

2000（平成12）年以降の心疾患による死亡の動向で正しいのはどれか.
1. 全死亡数の40%を占めている.
2. 死亡率が大きく減少した年がある.
3. 死因分類別では虚血性心疾患が最も多い.
4. 心疾患による死亡には高血圧性心疾患による死亡も含まれる.

解説　1．心疾患は男女ともに死因の第2位ですが，全死亡数の約15%です．2．統計上は1995（平成7）年に死亡率が軽度減少していますが，これは分類法の変更に伴う人為的な変化です．3．心疾患のなかでは虚血性心疾患による死亡の割合が最も高いです．4．死因統計で高血圧性疾患は別の分類項目となり，心疾患による死亡は含みません．

26　102回（2016年）保健師国家試験問題 →p.149

脳血管疾患について正しいのはどれか.
1. 年齢調整死亡率は増加している.
2. 脳出血の最大の危険因子は糖尿病である.
3. 脳梗塞よりもくも膜下出血による死亡数が多い.
4. 2021（令和3）年の死因順位は第4位である.

解説　1．脳血管疾患による死亡率は，1970年代以降は（多少の増減はあるものの）長期的にみると確実に低下してきています．2．脳出血の最大の危険因子は高血圧です．3．脳血管疾患のうち死亡者が多いのは，脳梗塞，脳出血（脳内出血），くも膜下出血の順番です．4．2021年の死因順位は，悪性新生物，心疾患，老衰，脳血管疾患，肺炎，不慮の事故の順番です．

27 106回（2020年）保健師国家試験問題 → p.150

2019（令和元）年の国民健康・栄養調査の糖尿病に関する統計で正しいのはどれか．
1. 糖尿病が強く疑われる者は約1,500万人である．
2. 40歳以上で糖尿病が強く疑われる者の割合は，男性よりも女性が高い．
3. 糖尿病が強く疑われる者のうち，糖尿病治療を受けている者の割合は40％以下である．
4. 30歳以上で糖尿病が強く疑われる者の割合は，女性では年齢に関係なく一定である．

解説　1.「糖尿病が強く疑われる人」は成人の14.6％ですので，1,500万人となります．2. 40歳以上の年齢階級では男性のほうが女性より高いです．3. 76.9％が治療を受けています．4. 男女ともに年齢が上がるほど高くなっています．

28 109回（2023年）保健師国家試験問題 → p.148，149，150

2019（令和元）年の生活習慣病の動向で正しいのはどれか．
1. 肥満者の割合は男性より女性のほうが多い．
2. 脳血管疾患の死亡率は脳内出血より脳梗塞が高い．
3. 悪性新生物の年齢調整死亡率で男性の部位別の第1位は大腸である．
4. 糖尿病を強く疑われる者のうち現在治療を受けている者の割合は，男女ともに50％以下である．

解説　1. 男性33.0％，女性22.3％で男性のほうが割合は高いです．2. 脳血管疾患の死因順位は脳梗塞，脳出血，くも膜下出血の順です．3. 男性の部位別では肺，大腸，胃，膵臓，肝臓の順番です．4. 約75％が治療を受けています．

29 104回（2018年）保健師国家試験問題 → p.150

2020（令和2）年の精神疾患を有する者の入院患者数が最も多い入院形態はどれか．
1. 措置入院
2. 任意入院
3. 医療保護入院
4. 緊急措置入院

解説　2020（令和2）年の調査では，精神疾患の入院患者のうち50.7％が任意入院，48.3％が医療保護入院，0.6％が措置入院です．

30 109回（2023年）保健師国家試験問題→p.150

2011（平成23）年から2017（平成29）年までの日本の精神疾患患者の動向で正しいのはどれか．2つ選べ．

1. 総患者数は減少傾向にある．
2. 気分障害の患者数が最も多い．
3. 入院患者数は増加傾向に転じている．
4. 外来患者数では75歳以上の患者が減少傾向にある．
5. Alzheimer（アルツハイマー）病の患者数は増加傾向である．

解説　1．精神疾患の患者数は増加傾向です．2．疾患別に多いのは，気分障害，神経症性障害，統合失調症の順番です．3．入院患者数は減少傾向です．4．外来患者数は増加傾向で，特に75歳以上の高齢者に顕著です．5．アルツハイマー病の患者数は増加傾向です．

解答

1	2	2	1	3	1, 2	4	3	5	4	6	1, 4	7	2, 3	8	3, 5
9	1, 2	10	1, 4	11	4	12	4, 5	13	3	14	3	15	5	16	3, 4
17	3	18	3, 4	19	1	20	3	21	3	22	4	23	1	24	1	25	3
26	4	27	1	28	2	29	2	30	2, 5						

統計学の基礎

🔒 Keyword

ヒストグラム，平均値，中央値，標準偏差，正規分布，相関係数，p 値，χ^2（カイ2乗）検定，t 検定

1 統計データの種類とグラフ

a) データの種類

統計データは，目盛りが等間隔のメジャーで数量として測ることができる**量的データ**（定量的データ，数量データ，連続型変数）と，数量として測ることができない**質的データ**（定性的データ，カテゴリデータ，離散型変数）に大別されます（**表7-1**）．

年齢：20歳，身長：160cm，血圧：120/80mmHgなどは量的データで，性別：女性，血液型：A型などは質的データ（名義尺度）です．ここで，柔道の段位や疾患の臨床病期などは数字で表されるので量的データのようにみえますが，等間隔のメジャーで測ることができないので量的データではありません．「柔道1段と3段の実力差は，1段と2段の実力差の2倍である」とはいえませんよね．このように順序はあるけれど，間隔に意味がない測定基準を順序尺度と呼びます．

b) 統計グラフ

統計データを整理して，視覚的にみやすいようにグラフ化したものが統計グラ

表7-1　統計データの種類

種類		特徴	例
量的データ	定量的データ 数量データ 連続型変数	目盛りが等間隔の物差しで、数量として測ることができる	年齢，身長，体重，血圧，白血球数など
質的データ	定性的データ カテゴリデータ 離散型変数	数量として測ることができない	出身地*，血液型*，柔道の段位**，臨床病期（Ⅰ～Ⅳ度）**など

*名義尺度　**順序尺度

フです．用途によって統計グラフの種類を使い分ける必要があります（**図7-1**）．

　各項目（質的データ）の数値（量的データ）の差を，一目で比較できるのは**棒グラフ**です．数値の時間的な経過をみる場合は**折れ線グラフ**が適しています．各項目の数値の全体に対する割合がみやすいのは**円グラフ**です．全体を360度として，各項目の数値の割合を（パイを切り取ったような）角度で表しますので，パイ図とも呼びます．複数の集団における割合の比較や推移をみるときには**帯グラフ**が適しています．円グラフでは角度の微細な違いが一目でみにくいからです．

　1つの検体あたり2つの数値（量的データ）を測定したときに，情報量を保持して図示できるのは**散布図**です．たとえば，1人ひとりの年齢と収縮期血圧に関する10人分のデータがあるとすれば，X軸を年齢にY軸を血圧にした散布図を作成し，各人の年齢と血圧が交差するところに点をプロットします．散布図上の10個の点の位置をみれば，10人分の年齢と血圧がわかるので，情報量が保持されているといえます．散布図では2種類の量的データ（年齢と血圧など）に直線的な関係（相関）があるかどうかを視覚的に判断することができます．相関の強さは相関係数で客観的に判断しますが，後の項で説明します（p.179）．また，散布図では直線から遠く離れた検体（はずれ値）を視覚的に確認することもできます．

c) ヒストグラム

　重要な統計グラフのひとつに**ヒストグラム**があります．測定した数値（量的データ）の全体的な分布をみるときに使用します．量的データを連続するいくつかの範囲（階級）に分けて，各階級に含まれる度数（データの数）を棒グラフにして，間隔を空けずに表したものです．

　図7-2（p.166）の例で説明します．A店からT店までの20店のカレーライス屋さんがあるとします．おのおのの店のカレーライスの値段が量的データです．そこで，カレーライスの値段を500～599円，600～699円，700～799円，800～899円，900～999円の連続する範囲（階級）に分けます．たとえば，500～599円の階級には500円のP店と550円のQ店が入ります．ここで，

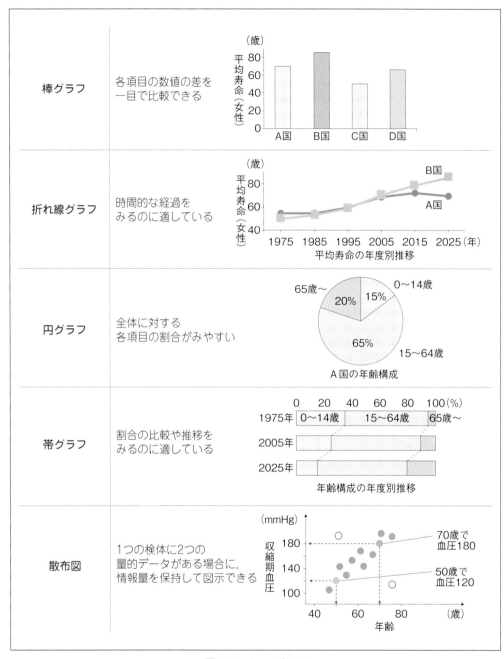

図7-1　統計グラフ

　各階級におけるお店の数が度数（データ数）です．500〜599円の階級の度数は2となります．階級別の度数を表にしたものが度数分布表で，度数を棒グラフにして間隔を空けずに表したものがヒストグラムとなります．

　全体のデータ数が非常に多い場合のヒストグラムは，棒グラフの頂上を結んだ

値段ランキング

<table>
<tr><td colspan="2" style="text-align:center">カレーライスの値段</td></tr>
<tr><td>A店　700円</td><td>K店　850円</td></tr>
<tr><td>B店　880円</td><td>L店　880円</td></tr>
<tr><td>C店　720円</td><td>M店　700円</td></tr>
<tr><td>D店　670円</td><td>N店　650円</td></tr>
<tr><td>E店　700円</td><td>O店　800円</td></tr>
<tr><td>F店　980円</td><td>P店　500円</td></tr>
<tr><td>G店　780円</td><td>Q店　550円</td></tr>
<tr><td>H店　880円</td><td>R店　700円</td></tr>
<tr><td>I店　790円</td><td>S店　680円</td></tr>
<tr><td>J店　750円</td><td>T店　650円</td></tr>
</table>

階　級	店	度　数
500〜599円	P店　Q店 500円　550円	2
600〜699円	N店　T店　D店　S店 650円　650円　670円　680円	4
700〜799円	A店　E店　M店　R店　C店 700円　700円　700円　700円　720円 J店　G店　I店 750円　780円　790円	8
800〜899円	O店　K店　L店　B店　H店 800円　850円　880円　880円　880円	5
900〜999円	F店 980円	1

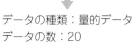

データの種類：量的データ
データの数：20

度数分布表

階　級	階級値	度　数	相対度数
500〜599	550	2	0.10
600〜699	650	4	0.20
700〜799	750	8	0.40
800〜899	850	5	0.25
900〜999	950	1	0.05
計		20	1.00

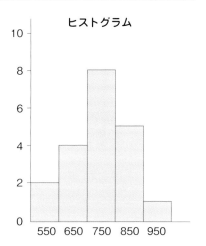

図7-2　ヒストグラムの例

曲線で表すことが一般的です．ヒストグラムはデータの分布の中心，バラツキ，歪みなどを視覚的に一目で確認することができるので便利です．また，ヒストグラムでは，ある一定の範囲における度数（データの数）は面積の大きさとして表されます．階級の度数を意味する棒グラフが集まって面になると考えれば，一定範囲の階級の度数の合計が面積の大きさとなることはイメージしやすいと思います．たとえば，**図7-3**の中学生男子の身長を表したヒストグラムで，160cm以下の人数と180cm以上の人数のどちらが多いかは左右の赤い領域の面積の差で簡単に比較できます．

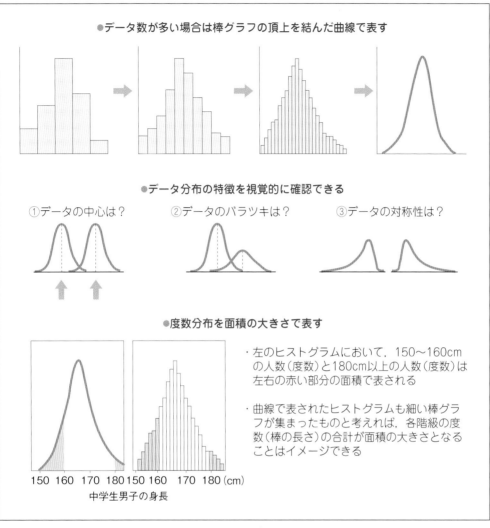

図7-3　ヒストグラムの特徴

2　データの代表値

a) 代表値の特性

　集められた複数のデータの全体的な状態を把握するためには，データの分布の中心がどのあたりにあるか，データのバラツキがどの程度かなどを明らかにする必要があります．データの分布の中心を示す代表値には，平均値，中央値，最頻値などがあります（図7-4）．

　平均値meanはデータの値の合計をデータの数で割ったものです．

　中央値medianはデータを値の小さい順に並べて，並びの真ん中にあるデータ

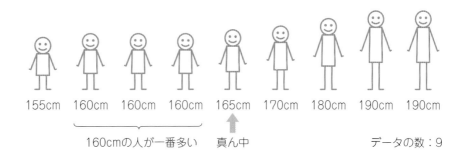

155cm　160cm　160cm　160cm　165cm　170cm　180cm　190cm　190cm

160cmの人が一番多い　　真ん中　　　　　　　データの数：9

平均値 mean：データの値の合計をデータの数で割ったもの

平均値＝（155＋160＋160＋160＋165＋170＋180＋190＋190）÷9＝170cm

中央値 median：データを値の小さい順に並べて，並びの真ん中にあるデータの値
　　　　　　　　（データの数が偶数の場合は，真ん中の2つのデータの値の平均）

9人中5番目の人のデータ値なので，中央値＝165cm

最頻値 mode：データの値のなかで最も出現頻度が高いもの

160cmの人が一番多いので，最頻値＝160cm

図7-4　代表値の例

の値（データの数が偶数の場合は真ん中の2つのデータの値を平均）のことです．

　最頻値modeはデータの値のなかで最も出現頻度が高いものです．

　あまり難しく考える必要はありません．「平均値」という言葉は日常生活でも
よく使うので，概念は理解しやすいと思います．「中央値」も中央の値なので，
わかりますよね．「最頻値」の英語はモードです．「ファッションの最新モード」
というように，モードとは流行している（多くの人が使用している）という意味
があるので，最頻値とは最も多く登場する値ということになります．

　中央値は，データを値の小さい順に並べて，全体を2つに分けたときの区切り
になる値とも言い換えられます．ここで，全体を4つに分けたときに，最初のブ
ロックと2番目のブロックの区切りとなる値を**第1四分位数**，2番目のブロック
と3番目のブロックの区切りとなる値を**第2四分位数**，3番目のブロックと最後
のブロックの区切りとなる値を**第3四分位数**と呼びます（**図7-5**）．第2四分位数
は中央値と同じです．

　パーセンタイル値とは，その値より下に全体の何％の数のデータがあるかを示す
数字です．25パーセンタイル値は第1四分位数，50パーセンタイル値は第2四
分位数（中央値），75パーセンタイル値は第3四分位数と同じです．パーセンタ

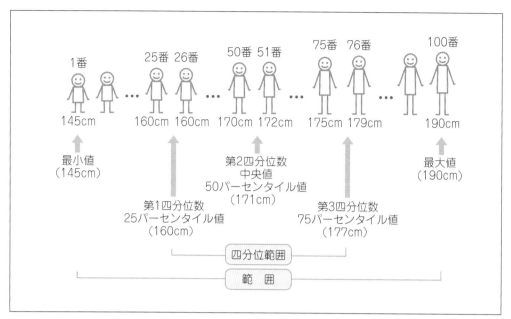

図7-5　四分位数とパーセンタイル値

イル値は全体のなかの位置を細かく表すことができるので，臨床現場でも小児の成長度の評価などで頻繁に使用します．

b) はずれ値

　集まったデータのなかで異様に大きかったり小さかったりする値があった場合，それを「**はずれ値**」と呼びます．「はずれ値」の影響を受けやすいのは平均値で，受けにくいのは中央値（パーセンタイル値）と最頻値です．たとえば，50kg，60kg，60kg，60kg，70kgという5人の体重のデータがあった場合，平均値，中央値，最頻値ともに60kgです．ここに6人目として180kgの相撲取りが加わったとすると，平均値は80kgにいっきに上昇しますが，中央値と最頻値は60kgのままです．つまり平均値だけが，180kgという「はずれ値」の影響を受けたことになります（**図7-6**）．

　平均値はおのおののデータの値を合計して算出するので，とくにデータ数が少ないときは1つでも「はずれ値」があれば値が大きく変わってきます．しかし，中央値やパーセンタイル値は順序で決まる値なので，最大あるいは最小のデータが1つ増えても（少しだけ横にずれるだけで）あまり変化しません．「はずれ値」は出現頻度が低い（仲間はずれの）データなので，出現頻度が最も高い値である最頻値になることはありません．

　データのなかに「はずれ値」がある場合や，データの分布の左右対称性が乏しい場合の代表値としては，平均値より中央値が適しているといえます．たとえば，11人

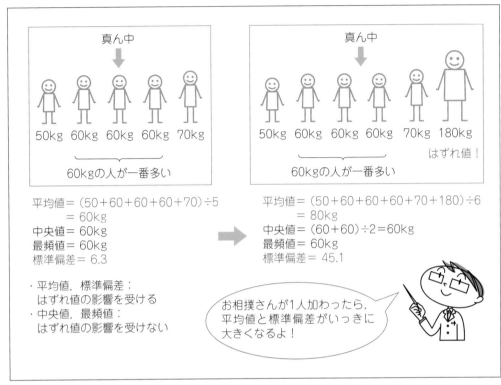

図7-6　はずれ値の影響

　グループのなかに1人だけすごいお金持ちがいたとします．年収の平均値はお金持ち（はずれ値）のために跳ね上がるはずです．その平均値と自分の年収を比較しても，あまり意味がないですよね．「自分の年収が皆のなかでどのあたりか？」を知るためには，低いほうから6番目の人の年収（中央値）と比較するのが現実的です．

3 データの散布度

a) 標準偏差

　複数のデータの値が平均値を中心にどの程度ばらついているかを示す指標に**標準偏差standard deviation（SD）**があります．偶然誤差の大きさを表す指標ともいえます．図書館にある医学論文を開いてみてください．集計したデータを示した図表には，必ず平均値とともに標準偏差が表されているはずです．表などでは平均値±標準偏差のかたちで，棒グラフでは平均値を示す棒の上端から出た線の長さで表します（**図7-7**）．標準偏差を求めるためには，それぞれのデータの値から平均値を引いたものを2乗して合計し，データ数で割ります．これを**分散**と呼び，分散の平方根をとったものが標準偏差です．

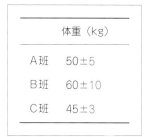

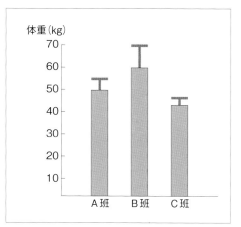

体重測定の結果，A班は平均値が50kgで標準偏差が5kg，B班は平均値が60kgで標準偏差が10kg，C班は平均値が45kgで標準偏差が3kgの場合

図7-7 標準偏差の表し方

図7-8（p.173）の例を用いて説明します．1班の6人の試験点数が37点，51点，67点，69点，83点，95点で，2班の6人は56点，64点，66点，70点，70点，76点とします．両班ともに平均値（67点）と中央値（68点）は同じですが，図をみてわかるように，1班のデータのほうが平均値を中心に小さな値から大きな値まで明らかにばらついています．

ここで，見た目の印象だけでなく，バラツキの程度を客観的に表してみましょう．それぞれのデータの値と平均値の差を合計しても，データは平均値の上下に均等に分布しているので，プラスとマイナスが相殺されて必ず0になってしまいます．そこで，それぞれのデータの値と平均値の差を2乗すれば，すべてプラスになるので，これを合計してデータ数で割ったものを分散と呼び，バラツキの指標として使用します．

しかし，分散では平均値と単位が合いません．たとえばクラス全員の身長を測定して，平均値と分散を求めたとしたら，平均値の単位はcmで，分散の単位はcm^{2}となってしまいます．そこで，分散の平方根をとって標準偏差を求めるわけです．平方根とはA＝B^{2}を満たすBをAの平方根と呼びます．たとえば，分散が16なら標準偏差は4です（16＝4^{2}なので），分散が400なら標準偏差は20（400＝20^{2}なので）です．分散を計算したときに2乗したものを，もとに戻したかたちになりますので，単位は平均値と同じになります．身長の例であれば，標準偏差の単位はcmです．

分散や標準偏差が大きいほどデータの値のバラツキが大きいことを意味しま

す．**図7-8**であれば，1班の分散は2,200÷6＝367であり，標準偏差は19.1です．2班の分散は230÷6＝38であり，標準偏差は6.2です．

なお，標準偏差と似た統計用語に標準誤差standard error (SE) があります．標準誤差については，ちょっと追加で説明します (p.176)．

b) はずれ値

分散や標準偏差は「はずれ値」の影響を受けます．「はずれ値」と平均値の差は大きいはずですので，これを2乗した数値が計算に加わる分散や標準偏差は大きく上昇します．**図7-6** (p.170) の例でいえば，50kg，60kg，60kg，60kg，70kgの分散は40で標準偏差は6.3ですが，6人目に180kgの相撲取りが加わると分散は2,033で標準偏差は45.1まで跳ね上がります．

ここで，標準偏差以外に，データの値のバラツキをみる簡便な方法として，**範囲**と**四分位偏差**があります．**図7-5** (p.169) をみてみましょう．一番小さなデータの値が最小値，一番大きなデータの値が最大値です．最大値から最小値を引いた値（最小値と最大値の幅）を範囲と呼びます．また，第3四分位数から第1四分位数を引いた値（第1四分位数と第3四分位数の幅）を**四分位範囲**と呼びます．四分位範囲を2で割った値が，四分位偏差です．データの分布が均等な場合に限って，バラツキの指標となります．範囲は「はずれ値」の影響を受けますが，四分位範囲と四分位偏差は影響をあまり受けません．

c) 変動係数

標準偏差を平均値で割った値を**変動係数**と呼びます．簡単にいうと「標準偏差が平均値の何％にあたるか？」ということで，測定単位が異なるデータ同士でもバラツキの程度を比較することができます．変動係数が大きいほど，平均値に対して標準偏差の割合が大きいので，データのバラツキが大きいといえます．

たとえば，ある集団で身体測定を行い，身長は平均値170cm・標準偏差17cm，体重は平均値60kg・標準偏差15kgならば，身長の変動係数は17cm÷170cm＝0.1（10％），体重の変動係数は15kg÷60kg＝0.25（25％）となります．つまり，その集団において，体重のほうが身長より値のバラツキが大きいと判断できます．

4　正規分布の特徴

a) 正規分布の定義

複数のデータの分布をヒストグラムで表したときに，単峰性で左右対称のベル型をした分布を**正規分布**と呼びます（**図7-9**）．大勢の人の身長の測定値，試験の点数など，データが偶然に平均値の上下にばらつく自然界の現象や統計的な集計結果（誤差の度数分布）には正規分布に従うものが少なくありません．

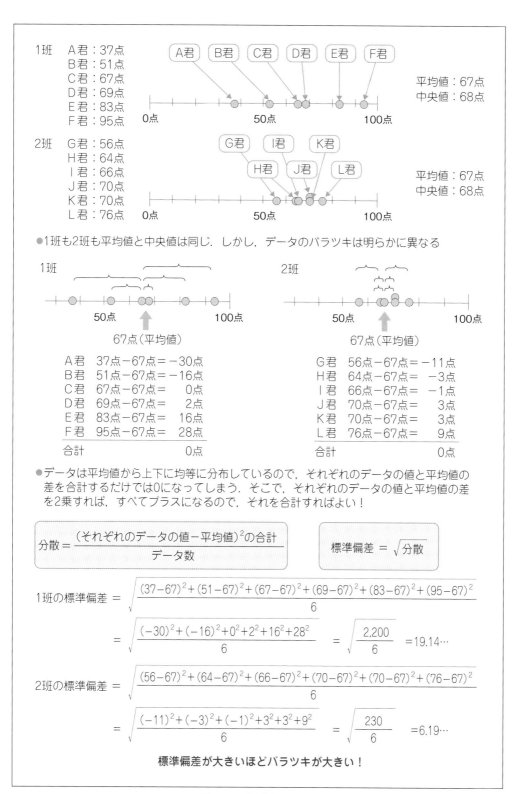

1班　A君：37点
　　　B君：51点
　　　C君：67点
　　　D君：69点
　　　E君：83点
　　　F君：95点

平均値：67点
中央値：68点

2班　G君：56点
　　　H君：64点
　　　I君：66点
　　　J君：70点
　　　K君：70点
　　　L君：76点

平均値：67点
中央値：68点

● 1班も2班も平均値と中央値は同じ．しかし，データのバラツキは明らかに異なる

1班

67点（平均値）

2班

67点（平均値）

A君	37点－67点＝	－30点
B君	51点－67点＝	－16点
C君	67点－67点＝	0点
D君	69点－67点＝	2点
E君	83点－67点＝	16点
F君	95点－67点＝	28点
合計		0点

G君	56点－67点＝	－11点
H君	64点－67点＝	－3点
I君	66点－67点＝	－1点
J君	70点－67点＝	3点
K君	70点－67点＝	3点
L君	76点－67点＝	9点
合計		0点

● データは平均値から上下に均等に分布しているので，それぞれのデータの値と平均値の差を合計するだけでは0になってしまう．そこで，それぞれのデータの値と平均値の差を2乗すれば，すべてプラスになるので，それを合計すればよい！

$$分散 = \frac{(それぞれのデータの値 - 平均値)^2 の合計}{データ数}$$

$$標準偏差 = \sqrt{分散}$$

$$1班の標準偏差 = \sqrt{\frac{(37-67)^2+(51-67)^2+(67-67)^2+(69-67)^2+(83-67)^2+(95-67)^2}{6}}$$

$$= \sqrt{\frac{(-30)^2+(-16)^2+0^2+2^2+16^2+28^2}{6}} = \sqrt{\frac{2,200}{6}} = 19.14\cdots$$

$$2班の標準偏差 = \sqrt{\frac{(56-67)^2+(64-67)^2+(66-67)^2+(70-67)^2+(70-67)^2+(76-67)^2}{6}}$$

$$= \sqrt{\frac{(-11)^2+(-3)^2+(-1)^2+3^2+3^2+9^2}{6}} = \sqrt{\frac{230}{6}} = 6.19\cdots$$

標準偏差が大きいほどバラツキが大きい！

図7-8　標準偏差の例

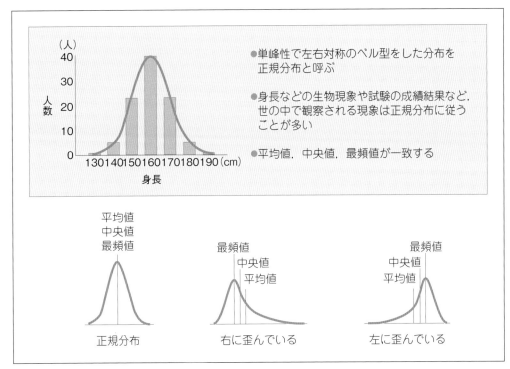

図7-9 正規分布

　たとえば，非常に多くのものを測定したときに，平均値に近い結果が出る頻度が最も高く，平均値から上下にはずれる（偶然誤差が大きくなる）ほど出現頻度がしだいに低くなるのは想像できると思います．それが正規分布です．

　正規分布のヒストグラムは，平均値によって山の位置が定まり，標準偏差によって山の傾斜が決まります．標準偏差が大きい（データのバラツキが大きい）ほど，傾斜が緩やかですそ野が広い山になります．ここで，平均値が0で，標準偏差が1の正規分布を標準正規分布と呼びます．

b) 平均値, 中央値, 最頻値

　正規分布の大きな特徴のひとつは，データの平均値，中央値，最頻値が一致することです．たとえば，学校の女子全員の身長を測定したら正規分布に従ったとします．平均的な身長（平均値）の女子の人数が最も多いはずですので，「平均値＝最頻値（最も出現頻度の高い身長）」が成立します．また，平均値を中心に大きい女子と小さい女子が同数いるはずですので，「平均値＝中央値（真ん中の人の身長）」が成立します．

　正規分布と異なり，左右に歪んだ分布では，平均値，中央値，最頻値がずれてきます（**図7-9**）．右側（高値側）に尾を引く（右側に歪んでいる）分布の場合は，右側の階級に「はずれ値」があると考えれば理解しやすいです．「はずれ値」の影

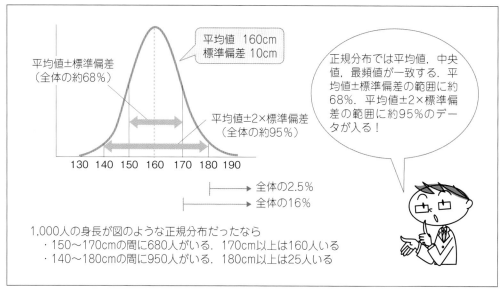

図7-10　正規分布と標準偏差

響を受けて，平均値は大きく右側に引っ張られます．中央値は「はずれ値」があっても，少しだけ右側に動くだけです．最頻値は動きません．したがって，最頻値<中央値<平均値となります．その逆で，左側（低値側）に尾を引く（左側に歪んでいる）分布の場合は，平均値<中央値<最頻値となります．

c）標準偏差の範囲内に入る度数

　正規分布のもうひとつの特徴は，複数のデータの値が正規分布に従うとき，データの値が平均値±標準偏差の範囲に入る度数（データ数）は全体の約68.2%で，平均値±2×標準偏差の範囲に入る度数（データ数）は全体の約95.4%になるということです．計算問題などでは68%と95%で計算しても回答に大きな変動はありませんので，68%と95%を使用するのが現実的です．

　図7-10で説明すると，1,000人の身長の測定結果が正規分布に従い，平均値が160cmで標準偏差が10cmだったとします．すると，平均値±標準偏差（160±10cm）の範囲に入る度数は，約680人（1,000人の68%）となります．つまり，身長が150～170cmの人が約680人いたことがわかります．同様に，平均値±2×標準偏差（160±20cm）の範囲に入る度数は，約950人（1,000人の95%）ですので，身長が140～180cmの人は約950人いたことがわかります．

　これらの値を使用すれば，別の範囲の度数（データ数）を計算することもできます．**図7-10**の例で，170cm以上の人は何人いるでしょうか．150～170cmに約680人（以下は「約」を省く）がいるわけですから，その両側（150cm以下と170cm以上）には1,000−680＝320人がいるはずです．正規分布は左

右対称なので170cm以上の人数は320÷2＝160人です．同様の計算で，180cm以上は(1,000−950)÷2＝25人いることがわかります．

　160〜170cmの人数は何人いるでしょうか．150〜170cmに680人がいて，正規分布は左右対称ですから，その半分の340人がいるはずです．同様に，160〜180cmは950(140〜180cmの人数)÷2＝475人となります．すると，170〜180cmの人数は，475(160〜180cmの人数)−340(160〜170cmの人数)＝135人と計算することができます．

ちょっと追加 ••

・幾何平均：この章で平均の定義として説明している「データの値の合計をデータの数で割ったもの」は正確にいうと算術平均です．平均には算術平均以外に幾何平均や調和平均があります．幾何平均とは(データ数を n とすると)データの値をかけ合わせて n 乗根を取ったものです．比率や割合が変化するものに対して平均を求めるときに使用します．たとえば，お店の売り上げが3年間で20％，10％，15％と上昇したときに1年間の平均上昇率を幾何平均として次の式で算出します．

$$幾何平均 = \sqrt[3]{1.20 \times 1.10 \times 1.15}$$

・標準誤差：母集団から標本抽出を繰り返して調査を行えば，標本の平均(標本平均)は母集団の平均(母平均)を中心に上下に偶然にばらついて正規分布に従います．このとき，標本平均のバラツキの標準偏差を標準誤差standard error(SE)と呼びます．

・二項分布：事項Aが起きるか起きないかの2択で，事項Aが起きる確率が一定のときに，何回も繰り返して試行した場合の事項Aが起こりうる回数は二項分布に従います．たとえば，あるサッカー選手のフリーキックの成功率が80％の場合，この選手が繰り返してフリーキックをしたときに成功する回数は二項分布に従います．

5　基準値と偏差値

a) 基準値

　データの数値が同じでも，集団の平均値や標準偏差が異なれば価値が変わってきます．たとえば，同じ80点でも，クラスの平均点が65点だった(難しい)試験でとった80点のほうが，平均点が75点だった(簡単な)試験でとった80点より価値が高いといえます．クラスの平均点が同じでも標準偏差が異なれば，同じ80点でも価値が変わってきます．図7-11の例をみて，価値が違うことを確認してみましょう．

　そこで，集団の平均値や標準偏差が異なってもデータの値を同じ土俵で比較で

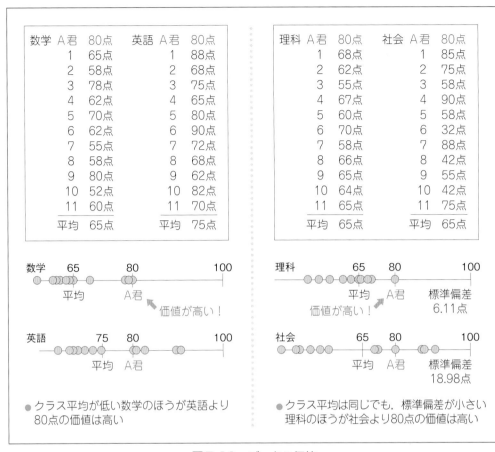

図7-11 データの価値

きるように工夫したのが基準化（標準化）です．それぞれのデータの値から集団の平均値を引いて標準偏差で割ったものを**基準値**と呼びます．つまり，それぞれのデータが集団の平均値から標準偏差の何倍だけ偏っているかを意味します．基準値を用いれば，異なる集団におけるデータでも，そのまま価値を比較することができます（**図7-12**）．

$$基準値 = \frac{それぞれのデータの値 - 集団の平均値}{集団の標準偏差}$$

それぞれのデータから得られた基準値を並べて平均値と標準偏差を計算すれば，基準値の平均値は0で，標準偏差は1となります．もともとのデータが正規分布に従っていた場合に，基準値の分布は**標準正規分布**（平均値：0，標準偏差：1）となります．

b）偏差値

　　みなさんが試験結果の評価などで日常的に用いる偏差値は，各人の成績をクラス全体の平均点や標準偏差と関係なく評価できるように基準値を用いて算出したものです．各人の点数を基準化（点数からクラスの平均点を引いて標準偏差で割

基準値や偏差値を用いれば，集団の平均値や
偏差値が異なっても，そのまま価値を比較できる．

$$\frac{80-65}{6.11} = 2.45 \qquad \begin{array}{l} 2.45 \times 10 + 50 \\ = 74.5 \end{array}$$

$$基準値 = \frac{それぞれのデータの値 - 集団の平均値}{集団の標準偏差}$$

基準値の平均値は0，標準偏差は1

偏差値 ＝（基準値×10）＋ 50

偏差値の平均値は50，標準偏差は10

		基準値	偏差値
A君	80点	2.45	74.5
1	68点	0.49	54.0
2	62点	−0.49	45.0
3	55点	−1.63	33.6
4	67点	0.32	53.2
5	60点	−0.81	41.8
6	70点	0.81	58.1
7	58点	−1.14	38.5
8	66点	0.16	51.6
9	65点	0	50
10	64点	−0.16	48.3
11	65点	0	50
平均 65点 標準偏差 6.11点		平均 0 標準偏差 1	平均 50 標準偏差 10

● 正規分布を基準化すれば，
　標準正規分布になる

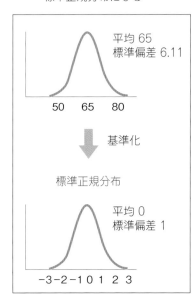

平均 65
標準偏差 6.11

50　65　80

基準化

標準正規分布

平均 0
標準偏差 1

−3−2−1 0 1 2 3

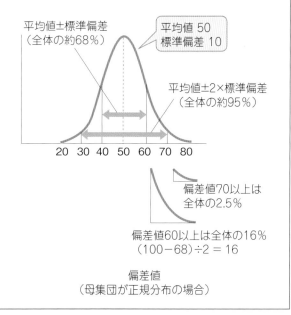

平均値±標準偏差
（全体の約68%）

平均値 50
標準偏差 10

平均値±2×標準偏差
（全体の約95%）

20 30 40 50 60 70 80

偏差値70以上は
全体の2.5%

偏差値60以上は全体の16%
（100−68）÷2 ＝ 16

偏差値
（母集団が正規分布の場合）

図7-12　基準化と偏差値

る）した基準値に10をかけて50を足したものが**偏差値**となります.

　　偏差値＝（基準値×10）＋50

　基準値の平均値は0で標準偏差は1ですから，偏差値の平均値は50で，標準偏差は10となります．もともとの試験結果が正規分布に従っていれば，偏差値は平均値が50，標準偏差が10の正規分布に従います．つまり，受験生が100人いれば，平均値±標準偏差である偏差値40～60の間に68人が，平均値±2×標準偏差である偏差値30～70の間に95人が含まれることになります．たとえば，偏差値60以上ということは（100－68）÷2＝16なので，上位から16%以内の成績優秀者ということになります.

6　相関係数と回帰係数

　1つの検体に2つの量的データがある場合に，散布図を用いれば多くの検体に関して情報量を保持して図示することができます．この散布図をみれば，検体全

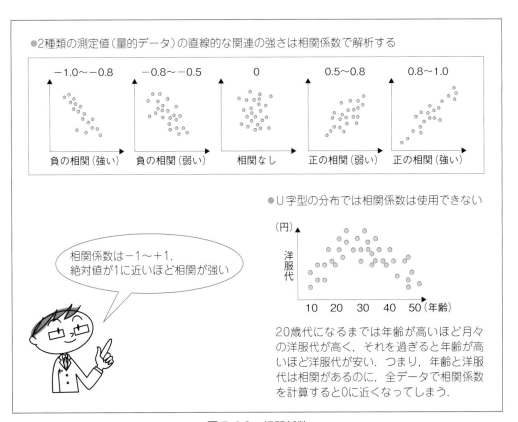

図7-13　相関係数

体の集団において2つの量的データに直線的な関連があるかどうかを視覚的に判断することができます.

　たとえば, 1人ひとりの年齢と収縮期血圧に関する100人分のデータに関して, X軸を年齢にY軸を血圧にした散布図を作成すれば, 100人の集団において右肩上がりの直線的な関連がある(年齢が高いほど血圧が高い傾向にある)のか, 右肩下がりの直線的な関連がある(年齢が高いほど血圧が低い傾向にある)のか, 年齢と血圧に関連がないのか, などを読み取ることができます. この2種類の量的データの直接的な関連の強さを客観的に表す指標が**相関係数**です(**図7-13**).

　相関係数の算出法は難しいので, 理解しなくてもよいでしょう. 覚えておくべきことは, 相関係数は−1〜＋1の範囲の値をとり, 1に近いほど右肩上がりの直線的関連(正の相関)が強く, −1に近いほど右肩下がりの直線的関連(負の相関)が強いということです. 0に近ければ, 2つの量的データに関連はないということになります. 標本の相関係数から母集団の相関の有無を検定することも可能です(検定に関してはp.182参照). なお, 散布図でU字型や逆U字型の分布を呈する集団において全データで相関係数を求めても意味がありません. 部分的に関連があっても, 全体的に相殺されて0になってしまうからです.

ちょっと追加

　2つの量的データに直線的な関連がある場合に, 一方のデータ値から他方のデータ値を推計する一次式が回帰直線です(**図7-14**). 回帰直線は, $y = \beta x + \alpha$ で表され, β(直線の傾き)を回帰係数と呼びます. たとえば, 年齢と収縮期血圧の関係の正の相関があり, 回帰係数が1.5であったなら, 年齢が1歳上がるごとに血圧が1.5mmHg上がる直線的な関連があることを意味します.

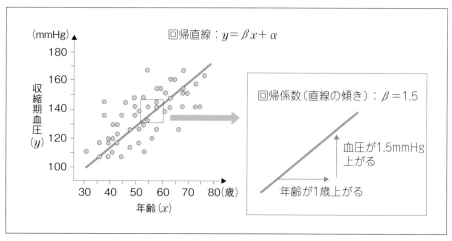

図7-14　回帰係数

7　推定の考え方

　統計学の**推定**とは，サンプル（標本）の情報から，もとの大きな集団（母集団）の状態を推し量ることです．推定には点推定と区間推定があります．標本調査で平均（標本平均）が x だった場合に，母集団の平均（母平均）は x くらいでしょうと考えるのが点推定です．たとえば，A総合大学の女子学生4,000人（母集団）の平均身長を知りたいときに，全員の身長を測定するのは大変なので看護学科1年生100人（標本）に限って身長を測定したとします．看護学科1年生100人の平均身長が155cmだった場合に，「今回の標本調査の結果から，A総合大学の女子大生4,000人の平均身長は155cmくらいでしょうね」と推論するのが**点推定**です．

　一方，**区間推定**は統計的な信頼度をもとに幅をもたせて推定します．母集団の平均（母平均）が X，母集団の標準偏差を S とし，標本調査のサンプル数が n，標本の平均（標本平均）が x，標本の標準偏差が s だったとします．ここで，母集団から異なる標本を抽出して標本調査を繰り返せば，標本平均は母平均を中心にさまざまな値にばらついて正規分布に従うはずです．この標本平均のバラツキを示す標準偏差が標準誤差（p.176参照）であり，$S/\sqrt{n}$ で算出できます．そして，

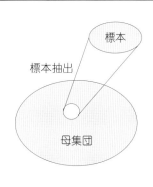

標本数：n
標本の平均：x
標本の標準偏差：s

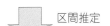 区間推定

母集団の平均は95%の確率で下記の範囲に入る．

$$x \pm 1.96 \times \frac{s}{\sqrt{n}}$$

標本数：100人
標本の平均：155cm
標本の標準偏差：15cm

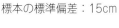 区間推定

母集団の平均は95%の確率で下記の範囲に入る．

$$155 \pm 1.96 \times \frac{15}{\sqrt{100}}$$

155cm±2.94cm
（152.06～157.94cm）

推定とは，標本の情報から母集団の状態を推し量ること．ピンポイントで推定する点推定と，幅をもたせて推定する区間推定がある

図7-15　推定の考え方

母平均は，統計学的に95％の確率で，標本平均±1.96×標準誤差の範囲に入ります．ここで，母集団の標準偏差 S はわからないことが多いので，標本の標準偏差 s を使用するのが一般的です．

つまり，「95％の確率で母集団の平均は $x \pm 1.96 \times s / \sqrt{n}$ の範囲に入るでしょう」と推定（95％信頼区間）することになります．上記の例で，看護学科1年生100人の身長の平均が155cm，標準偏差15cmだったとしたら，A総合大学の女子学生4,000人の平均身長は95％の信頼度で，$155 \pm 1.96 \times 15 / \sqrt{100}$，つまり155±2.94（152.06～157.94）の範囲にあると推定できます（**図7-15**）．標本のサンプル数が多いほど，データのバラツキが少ない（標準偏差が小さい）ほど，標本平均から母平均を狭い範囲で推定できることがわかると思います．

8　検定の考え方

a）検定の意味

統計学の**検定**とは，標本から得られた情報に基づいて母集団に対する仮説が成り立つかどうかを判断することです．研究結果（標本から得られた情報）が偶然の産物なのか，一般的な事実（母集団の特性）の反映なのかを統計的に解析するときに使います．看護研究を含めたすべての医学研究において，研究結果に対して正しく統計的な解析（検定）を行っていなければ，学問的な価値は認められません．

たとえば，「日本人男性のほうがイタリア人男性より背が高い」という仮説を

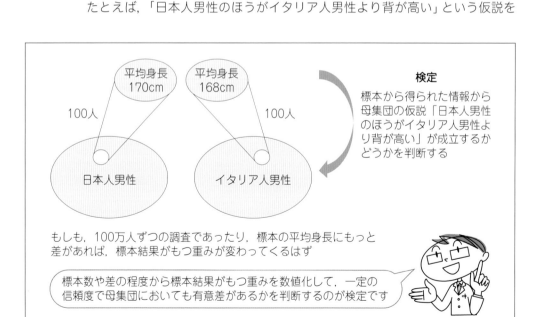

図7-16　検定の意味

検証するために，標本調査を行ったとします（**図7-16**）．日本人男性とイタリア人男性から100人ずつを選んで，身長を測定したところ，日本人男性の平均が170cmでイタリア人男性は168cmでした．少なくとも今回の標本において日本人男性のほうが身長は高いですよね．しかし，この標本から得られた情報だけで，「母集団（日本人とイタリア人の男性全員）においても日本人男性のほうがイタリア人男性より背が高い」，つまり「一般的な事実として日本人男性のほうがイタリア人男性より背が高い」と言い切れるでしょうか？

　この程度の差なら，母集団では差がないのに，たまたま今回の調査で差が出た可能性は十分にありそうです．ここで，標本の結果にもっと差があれば（日本人男性180cm，イタリア人男性160cmなど），かなり自信をもって「母集団においても日本人男性のほうがイタリア人男性より背が高い」といえそうです．あるいは，標本の結果が170cmと168cmであっても，100万人ずつを調べたのであれば，結果の重みが変わってきそうです．このように「標本で明らかに差があるのだから，母集団でも差があるはずだ」とか「これだけ多くの標本数で差があるのだから，母集団でも差があるはずだ」といったことは感覚的にわかります．

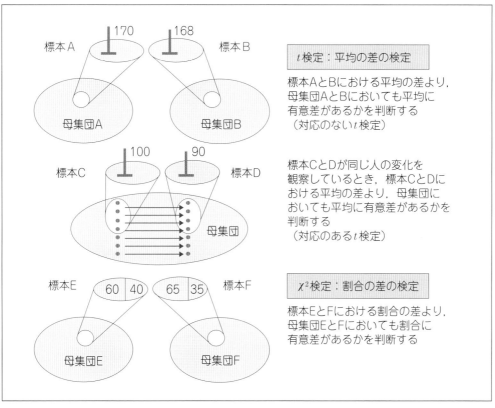

図7-17　検定の種類

しかし，感覚的なものでは学問とはいえませんので，標本における差の程度や標本数から結果の重みを数値化し，一定の信頼度で母集団においても差があるといえるかを統計学的に判断するのが検定なのです．なお，検定の結果，母集団において統計学的に意味のある差があった場合には「有意差がある」と表現します．

b) 検定の種類
(1) t 検定

　検定にはいくつかの種類があります（**図7-17**）．上記の平均身長のように，標本における量的データの平均の差から，「母集団においても有意差があるか？」を判断するのは t **検定**です．2つの地区の住民から標本抽出し，量的データ（体重，血圧，血糖値など）を測定し，それぞれの項目において標本における平均の差から「母集団（2つの地区の住民）においても有意差があるか？」を判断する場合などに使用します．

　なお，この例では2つの標本の住民に関連がありませんので「**対応のない t 検定**」を使用します．一方，ある集団に健康指導を行って，指導前と指導後で量的データ（体重，血圧，血糖値など）を測定して，各人の変化を観察したとします．それぞれの項目において指導前と指導後の平均の差から「国民全体（母集団）で健康指導を行っても有意差があるか？」つまり「健康指導が有効であるか？」を判断することができます．この場合は，ひとりの人について指導前と指導後で測定した結果を標本としていますので「**対応のある t 検定**」を使用します．

(2) χ^2 検定

　標本における質的データの割合の差から，「母集団においても有意差があるか？」を判断することもできます．この場合は χ^2 **（カイ2乗）検定**を使用します．たとえば，2つの地区の住民から標本抽出し，肥満ありと肥満なしの人数の割合を調査し，標本における割合の差から「母集団（2つの地区の住民）においても有意差があるか？」を判断する場合などに使用します．特定の疾患の有病率の差なども，疾患ありと疾患なしの人数の割合と置き換えれば，χ^2 検定を用いることができます．

　t 検定と χ^2 検定以外にも，順位尺度の分布の有意差を判断するマンホイットニー U 検定などさまざまな検定がありますが，ここでは t 検定と χ^2 検定の意味をしっかり理解してください．

c) p 値の意味
(1) 指輪のプレゼントから恋人の気持ちを検定

　検定を行うためには，p 値の意味を理解する必要があります．検定とは，上述のように，標本から得られた情報に基づいて母集団に対する仮説が成り立つか（一般的な事実の反映といえるか）どうかを判断することです．このように目の

表7-2　検定の考え方

	指輪の例	超能力の例	χ^2 検定
目の前の事象 （標本の結果）	指輪をプレゼントされた	奇数の目を続けて出した	標本が168：132と132：68
事象の重さ	指輪の値段：1万円	5回連続した	χ^2 値＝5.0
立証したい仮説	私を愛している	超能力がある	母集団で割合の差がある
帰無仮説	私を愛していない	超能力はない	母集団で割合の差がない
p 値 帰無仮説が正しいのに今回の事象が起きる確率	0.04 （愛していないのに1万円の指輪をくれるのは100人に4人とすれば）	0.03125 超能力がないのに5回連続して奇数を出す確率	0.025 母集団で割合の差がないのに標本で χ^2 値＝5.0となる確率
検定	p 値が5％未満なので，有意水準5％で帰無仮説を棄却する		
統計判断	恋人は私を愛している	超能力がある	母集団で有意差がある

前で起きた事象から，仮説が成立するかどうかを判断することは日常生活で普通に行っています．

　恋人が誕生日に高価な指輪をプレゼントしてくれたら，私のことを愛しているに違いないと思いますよね．このときの「高価な指輪をくれた」が目の前で起きた事象で，「恋人が私を愛している」が立証したい仮説です．このときに私たちは無意識にどのような過程で仮説を立証しているでしょうか？（表7-2）

　心のなかで「私のことを愛してないなら，こんな高価な指輪をくれるはずない」と考えますよね．この「私のことを愛してないなら」という，立証したいことの反対の仮説を**帰無仮説**と呼びます．そして，目の前で起きた事象の重みとして，指輪の値段が1万円だったとします．帰無仮説が正しいのに（私のことを愛していないのに），今回の事象が起きる（1万円の指輪をくれる）可能性は非常に少ないので，「恋人は私のことを愛しているに違いない」と無意識に考えているわけです．ここで，目の前の事象に基づいて帰無仮説を否定することを，「帰無仮説を棄却する」といいます．

　帰無仮説が正しいのに（私のことを愛していないのに），今回の事象が起きる（1万円の指輪をくれる）確率を p 値と呼びます．p 値がどれくらい低ければ心のなかで「恋人は私のことを愛しているに違いない」と判断するかは人によるでしょうが，統計学的には5％未満のときに帰無仮説を棄却します．

（2）サイコロから超能力を検定

　指輪のプレゼントの例では，p 値（愛してないのに1万円の指輪をくれる確率）を求めるのは難しいので，別の例を考えてみましょう．A君に超能力がありそうなので，サイコロで奇数の目を続けて出せるか調べたとします．「奇数の目を続けて出した」が目の前で起きた事象で，「A君に超能力がある」が立証したい仮説

です．指輪の値段と同じで，奇数の目を続けて出した回数が目の前で起きた事象の重さの判断材料になります．5回続けて，奇数の目を出したとしましょう．このとき立証したい仮説の反対が帰無仮説ですから「A君に超能力はない」になります．そして，帰無仮説が正しいのに（A君に超能力がないのに），今回の事象が起きる（奇数の目を続けて5回出す）確率が p 値です．

この場合の p 値は算出することができます．超能力がなくても奇数の目を1回出すのは1/2の確率ですから0.5（50%）です．2回続けて出す確率は0.5の2乗ですから0.25（25%）です．これくらいなら超能力はなくても偶然に出る可能性は十分にありますよね．しかし，5回続けて出す確率は0.5の5乗ですから0.03125（3.125%）です．常識的にいって，偶然とは考えにくいです．統計学的にも p 値が5%未満ですので，帰無仮説を棄却して「A君には超能力がある」と判断することができます．

ここで，p 値が5%未満であることを基準に帰無仮説を棄却した場合は，「**有意水準5%**で統計学的に判断した」という表現をします．もしも7回続けて奇数の目を出すことができればどうなるでしょうか．p 値は0.0078125（0.78125%）になります．p 値が1%未満で帰無仮説を棄却できるときは，**有意水準1%**で統計学的に判断したという表現をします．つまり，有意水準1%のほうが，有意水準5%よりも高い信頼性で統計学的に判断したということになります．

p 値が5%より高いときは，今回の事象から仮説については何もいえません．A君が2回続けて奇数の目を出したという事象からだけでは（p 値が25%なので），帰無仮説を棄却して「超能力がある」とはいえませんし，帰無仮説を肯定して「超能力がない」ともいえません．今回の事象から統計学的に「超能力がある」とは判断できません，としかいえないことになります．

9　χ^2（カイ 2 乗）検定

a）χ^2 検定の方法

実際に統計学における検定を行ってみましょう．まずは，標本における質的データの割合の差から，「母集団においても有意差があるか？」を判断する χ^2 **検定**の説明から行います．帰無仮説を立てて，標本の結果が起こる p 値を求め，それが5%未満なら帰無仮説を棄却するという戦略は，前述の指輪や超能力の例と同じです（**表7-2**）．

例を用いて説明します（**図7-18**）．「日本人と米国人で肥満者の割合に差がある（米国人のほうが肥満者の割合が多い）」を検証したい仮説とします．日本人300人と米国人200人を標本抽出して調べたところ，日本人では肥満が168人

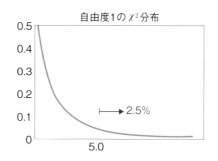

| | 肥 満 | | |
	あ り	な し	計
日本人	168	132	300
米国人	132	68	200
計	300	200	500

χ^2値＝5.0

自由度1のχ^2分布

① 検証したい仮説：日本人と米国人で肥満者の割合に差がある（米国人のほうが肥満者の割合が多い）

② 日本人300人，米国人200人を標本抽出した．肥満と肥満でない人の割合は左上のクロス集計表の結果であった

③ 標本結果から割合の差の重みを定量的に示すχ^2値を算出すると5.0である

④ 母集団で割合に差がない（帰無仮説）と仮定したら，繰り返し標本調査されたχ^2値は，自由度1のχ^2分布に従う

⑤ 今回の標本結果をχ^2分布に照らし合わせると，χ^2値が5.0以上となる確率は0.025（2.5％）である

⑥ 帰無仮説が正しいのに（母集団で割合の差がないのに），今回の事象が起きる（標本の割合の差のχ^2値が5.0である）確率が2.5％であることが判明した

⑦ p値が5％未満なので，帰無仮説を棄却して，有意水準5％で，日本人と米国人で肥満者の割合に有意差があると判断する

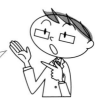

母集団で割合の差がないなら，今回の標本のχ^2値は高過ぎる．だから，母集団で割合の差があるといえるでしょう！

図7-18　χ^2検定の例

で肥満でない人が132人，米国人では肥満が132人で肥満でない人が68人でした．**図7-18**に示したクロス集計表（2×2分割表）をみれば，データが一目で理解できるでしょう．この標本においては日本人より米国人のほうが肥満者の割合が多いです．つまり割合に差があります．この標本における割合の差が，どれほどの重い意味をもつかを定量的に示した統計値がχ^2値です．χ^2値が高いほど，標本における割合の差の信頼度が高いことを意味します．国家試験レベルでχ^2値の計算法を知る必要はありませんが，興味のある人は次項を読んでみてください．今回の300人と200人の標本から得られたχ^2値は5.0で，標本における割合の差に重い意味があることがわかりました．

　ここで，立証したい仮説は「日本人と米国人で肥満者の割合に差がある」です

実測値　　　　　　　　　　　　　　期待値（割合に差がない場合の推定値）

	肥　満 あ　り	な　し	計
日本人	168	132	300
米国人	132	68	200
計	300	200	500

	肥　満 あ　り	な　し	計
日本人	180	120	300
米国人	120	80	200
計	300	200	500

$$\chi^2 値 = \frac{(実測値 - 期待値)^2}{期待値} の合計$$

$$= \frac{(168-180)^2}{180} + \frac{(132-120)^2}{120} + \frac{(132-120)^2}{120} + \frac{(68-80)^2}{80} = 5.0$$

図7-19　χ^2値の求め方

から，帰無仮説は「日本人と米国人で肥満者の割合に差はない」です．帰無仮説が正しいのに（母集団で割合の差がないのに），今回の事象が起きる（標本の割合の差のχ^2値が5.0）確率が p 値となります．

　母集団に割合の差がないときに，繰り返し標本調査をしたら，標本結果から得られるχ^2値は一定の分布（χ^2分布）に従うことが知られています．χ^2分布に照らし合わせると，今回の標本から得られた5.0以上になる確率は0.025（2.5％）であることがわかります．つまり，帰無仮説が正しいのに（母集団で割合の差がないのに），今回の事象が起きる（標本の割合の差のχ^2値が5.0である）確率は2.5％です．p 値が5％未満ですので，帰無仮説を棄却して「日本人と米国人で肥満者の割合に有意差がある」と判断することができます．

b) χ^2 値の求め方

　上記の例で，χ^2値を計算してみます．この500人の標本で，日本人と米国人で割合に差がない場合の期待値を計算します．500人全員の肥満と肥満でない人の割合は300：200（3：2）なので，2グループで割合に差がなければ，日本人は180：120（3：2），米国人は120：80（3：2）になるはずです．それぞれの実測値と期待値の差を2乗して期待値で割ったものを合計した値がχ^2値となります．ここでは，0.8＋1.2＋1.2＋1.8＝5.0がχ^2値です（**図7-19**）．

c) 第 1 種の過誤

　ここまでで気づいたと思いますが，検定というのは絶対的なものではありません．上記の例でも帰無仮説が正しい（日本人と米国人で肥満者の割合に差はない）のに，たまたま今回の事象が起きた（標本のχ^2値が5.0であった）可能性が2.5％

は残っています．帰無仮説が正しいのに，間違って帰無仮説を棄却してしまうことを**第1種の過誤**と呼びます．「有意水準5％で判断した」ということは，「第1種の過誤を犯す危険性（つまり p 値）が5％未満です」ということに他なりません．

ちょっと追加 ···

・**自由度**：本文の例で説明した χ^2 分布は自由度1の分布です．自由度の詳しい説明は割愛しますが，クロス集計表の自由度は（行の数 − 1）×（列の数 − 1）で求められます．この例のような2×2分割表のクロス集計表であれば，（2 − 1）×（2 − 1）＝自由度1となります．

・**独立性の検定**：χ^2 検定は同一性の検定（2つの集団で割合に差があるか？）だけでなく，独立性の検定にも使用します．独立性の検定とは，1つの集団で2変数に関連があるのか，関連がない（独立している）のかを判断する検定です．1変数の有無で2グループに分けて，別の変数の割合に差があるかを χ^2 検定で判断し，有意差があれば2変数は関連があると考えるわけです．たとえば，調査対象者を肥満の有無で2グループに分け，その2グループにおいて糖尿病の有無の割合に χ^2 検定で有意差（肥満グループのほうが糖尿病の割合が有意に高い）があれば，肥満と糖尿病には関連があると判断できます．

・**特殊な検定法**：標本の数が少ない場合（2×2分割表でいずれかの期待値が5以下の場合）は，イェイツ補正という方法を行うか，χ^2 検定ではなくフィッシャーの直接確率法という方法を行います．また，対応がある2グループでの割合の差を検定するのはマクマネー検定です．

···

10 t 検定

標本における量的データの平均の差から，「母集団においても有意差があるか？」を判断するのが t **検定**です．検定の考え方は χ^2 検定と同じです．例を用いて説明します（**図7-20**）．「日本人と米国人で食後血糖値の平均に差がある」を検証したい仮説とします．日本人8人と米国人8人を標本抽出して調べたところ，日本人では食後血糖値の平均が160，米国人では206でした．この標本においては日本人より米国人のほうが血糖値の平均が高いです．つまり平均に差があります．この標本における平均の差が，どれほどの重い意味をもつかを定量的に示した統計値が t 値です．この標本の t 値は3.04となります（国家試験レベルで t 値の計算法を知る必要はないでしょう）．

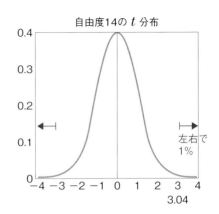

日本人			米国人		
1	血糖	186	1	血糖	234
2		128	2		174
3		145	3		196
4		155	4		169
5		145	5		209
6		145	6		222
7		144	7		232
8		235	8		211
平均		160	平均		206
		t 値=3.04			

①検証したい仮説：日本人と米国人で食後血糖値の平均に差がある

②日本人8人，米国人8人を標本抽出した．血糖値の測定結果は左上図の結果であった

③標本結果から平均の差の重みを定量的に示す t 値を算出すると3.04である

④母集団で平均に差がない（帰無仮説）と仮定したら，繰り返し標本調査された t 値は，自由度14の t 分布に従う

⑤今回の標本結果を t 分布に照らし合わせると，t 値が3.04以上となる確率は0.01（1%）未満である

⑥帰無仮説が正しいのに（母集団で平均の差がないのに），今回の事象が起きる（標本の平均の差の t 値が3.04である）確率が1%未満であることが判明した

⑦p 値が1%未満なので，帰無仮説を棄却して，有意水準1%で，日本人と米国人で食後血糖値の平均に有意差があると判断する

母集団で平均の差がないなら，今回の標本の t 値は高過ぎる．だから，母集団で平均の差があるといえるでしょう！

図7-20　対応のない t 検定の例

　母集団に平均の差がないときに，繰り返し標本調査をしたら，標本結果から得られる t 値は t 分布に従うことが知られています．この例では，自由度14の t 分布になります（標本の検体数から2を引いたものが自由度となるので，$16-2=$ 自由度14です）．自由度14の t 分布に照らし合わせると，今回の標本から得られた3.04以上になる確率は両側検定で0.01（1%）未満です．つまり，帰無仮説が正しいのに（母集団で平均の差がないのに），今回の事象が起きる（標本の平均の差の t 値が3.04である）確率は1%未満です．p 値が1%未満ですので，帰無仮説を棄却して「日本人と米国人で食後血糖値の平均に有意差がある」と判断することができます．

保健師国家試験の過去問題とオリジナル問題

1　オリジナル問題→p.163

患者情報のなかで，量的データはどれか．2つ選べ．
  1. 年齢：80歳
  2. 性別：男性
  3. 主訴：浮腫
  4. 血清クレアチニン濃度：5mg/dL
  5. 腎不全の病期分類：第Ⅲ期

解説　1. と4. は目盛りが等間隔のメジャーで数量として測ることができるデータなので量的データです．2. と3. は測れないので質的データです．5. は第Ⅲ期と数字で表されているので量的データのようにみえますが，等間隔のメジャーで測ったものではない（「Ⅰ期とⅡ期の差の2倍進行したらⅢ期になる」といったものではない）ので順位尺度であり質的データに含まれます．

2　104回（2018年）保健師国家試験問題→p.164

A市の20歳から24歳までの年齢層における死因の内訳を表に示す．
表に示した内容を図で表現する場合に適しているのはどれか．
  1. 散布図
  2. 円グラフ
  3. 折れ線グラフ
  4. ヒストグラム

死　因	割　合
自　殺	49.5%
不慮の事故	13.0%
悪性新生物	10.4%
心疾患	5.7%
その他	21.4%
合　計	100%

解説　各項目の数値の全体に対する割合（%）が見やすいのは円グラフです．

3　106回（2020年）保健師国家試験問題→p.164

結核の有病者数の年次推移を表す図表で適切なのはどれか．
  1. 散布図
  2. 円グラフ
  3. 帯グラフ
  4. 折れ線グラフ

解説　量的データの時間的な経過をみるのは折れ線グラフが適しています．

4　109回（2023年）保健師国家試験問題 →p.164

散布図からわかるのはどれか．2つ選べ．
1. 相関
2. 割合
3. 中央値
4. 年次推移
5. はずれ値

解説　散布図は2種類の量的データをX軸とY軸にして，各検体の2種類の結果が交わる点をプロットしたものです．2つの量的データに直線的な関係（相関）があるかどうかを視覚的に判断することができます．また，その直線から遠く離れた検体がはずれ値です．

5　103回（2017年）保健師国家試験問題 →p.164

ある集団の特定健康診査で得られたヘモグロビンA1c値の頻度の分布を確認するのに最も優れているのはどれか．
1. 散布図
2. 円グラフ
3. 帯グラフ
4. ヒストグラム
5. 折れ線グラフ

解説　HbA1c値という量的データを連続する階級に分けて，各階級のデータ数（度数）をグラフ化したヒストグラムが，観察集団のデータの分布を確認するのに適しています．

6　100回（2014年）保健師国家試験問題 →p.164

ヒストグラムについて正しいのはどれか．
1. 連続量や度数の経時的変化を折れ線で示す．
2. 名義尺度の度数の分布を棒の高さとして示す．
3. ある範囲にある連続量の度数を面積の大きさとして示す．
4. 標本のもつ2つの連続量をプロットしてその関連を示す．

解説　1．これは折れ線グラフです．2．名義尺度ではなく，連続データを階級に分けて，各階級の度数を棒の高さで示したものです．3．各階級の棒の幅は一定なので，一定範囲の階級の度数は面積の大きさとして表されることになります．4．これは相関図です．

7　93回（2007年）保健師国家試験問題 → p.164，180

統計グラフで正しいのはどれか．
1. 回帰直線の傾きは相関係数と一致する．
2. パイ図は経時的変化を表す場合に適している．
3. ヒストグラムは度数分布を面積の大きさで表す．
4. 帯グラフは同一集団における頻度を対比する場合に用いる．

解説　1．2種類の量的データに直線的な関連がある場合に，一方の測定値から他方の測定値を予測する一次式が回帰直線であり，その傾きを回帰係数と呼びます．相関係数は2種類の量的データの関連の強さを表す（関連があるかどうかを解釈する）指標です．2．パイ図（円グラフ）は全体に対する各項目の割合をみるのに適しています．3．ヒストグラムは細い棒グラフが集まったものと考えれば，一定範囲のデータ数（度数分布）は棒の長さの合計（＝面積の大きさ）で表されることがイメージできると思います．4．帯グラフは複数集団の割合の差を比較するのに適しています．

8　108回（2022年）保健師国家試験問題 → p.167

代表値はどれか．2つ選べ．
1. 分　散
2. 平　均
3. 最頻値
4. 標準誤差
5. 標準偏差

解説　平均値，中央値，最頻値が代表値です．分散と標準偏差は散布度（データのバラツキ）の指標です．標準誤差とは複数の標本で調査したときの標本平均の標準偏差（平均のバラツキ）のことです．

9　95回（2009年）保健師国家試験問題 → p.167

25人の体重（kg）のデータを表に示す．
中央値はどれか．
1. 57
2. 58
3. 59
4. 60

39					
42	44				
47	48				
50	51	54	54		
56	57	57	58		
60	61	61	62	63	64
66	67	67	69		
70	73				

解説　中央値とは，データを値の小さい順に並べて，並びの真ん中にあるデータの値です．データの数は25なので，真ん中である13番目の値（＝58kg）が中央値となります．

10 94回（2008年）保健師国家試験問題 → p.168

ある町の基本健康診査受診者の最高血圧の
度数分布を表に示す．低い方から第3四分
位点はどの範囲に属するか．

1. 130～139
2. 140～149
3. 150～159
4. 160～169

最高血圧（mmHg）	人数（人）
100～109	15
110～119	35
120～129	90
130～139	160
140～149	180
150～159	130
160～169	80
170～179	70
180～189	35
190～199	5
合　計	800

解説　第3四分位数とは，データを値の小さい順に並べて，全体を4つに分けたときの3番目のブロッ
クと最後のブロックの区切りとなる値です．ここでデータ数は800なので，600番目と
601番目の値の平均となります．600番目と601番目がどの階級に属しているかは，階級
の累積度数を計算する必要があります．1番低い階級（100～109）の度数（人数）は15です．
2番目の階級（110～119）の度数は35ですので累積度数は15＋35＝50で，3番目の階級
（120～129）の度数は90ですので累積度数は50＋90＝140です．こうして計算していく
と，5番目の階級（140～149）の累積度数が480で，6番目の階級（150～159）の累積度
数が610となります．つまり，600番目も601番目も6番目の階級（150～159）に属して
いるので，第3四分位数はこの階級に属していることがわかります．

11 96回（2010年）保健師国家試験問題 → p.169

集団に対して，ある物質の血中濃度を測定した結果を示す．

測定値	3,000	250	200	150	120	100
人数	1	2	3	5	7	2

この集団を代表するのに適した数値はどれか．

1. 300
2. 250
3. 200
4. 150
5. 100

解説　データのなかに測定値3,000という異様に大きな値（はずれ値）があります．はずれ値があ
る場合の代表値は，はずれ値の影響を受ける平均値よりも，はずれ値の影響を受けない中央
値が適しています．データ数は1＋2＋3＋5＋7＋2＝20ですから，10番目と11番目の
値の平均が中央値です．10番目も11番目も150なので中央値は150となります．

12 105回（2019年）保健師国家試験問題 → p.170

散布度に含まれるのはどれか．
1. 中央値
2. 最頻値
3. 相関係数
4. 標準偏差
5. 平均（算術平均）

解説　散布度（複数のデータの値が平均値を中心にどの程度ばらついているか）を示す指標には分散と標準偏差があります．平均値，中央値，最頻値は代表値です．相関係数は2種類の量的データの関連の強さを表す指標です．

13 106回（2020年）保健師国家試験問題 → p.172

健康寿命の都道府県格差を評価するための指標で適切なのはどれか．
1. 範　囲
2. 最頻値
3. 中央値
4. 幾何平均

解説　健康寿命が最も長い都道府県の寿命（最大値）と最も低い都道府県の寿命（最小値）の差である範囲が格差を評価するための指標として適切である．

14 101回（2015年）保健師国家試験問題 → p.168，169，170

分布の指標について正しいのはどれか．
1. ヒストグラムで最も頻度が高い値は中央値である．
2. 広く散らばった分布は標準偏差が小さい．
3. 対象数が増えると標準偏差は大きくなる．
4. 平均値ははずれ値の影響を受けやすい．

解説　1．最も頻度が高い値は最頻値です．2．データの値のバラツキが大きい（広く散らばった分布）ほど標準偏差は大きくなります．3．標準偏差はデータの値のバラツキの指標であり，データ数と直接の関係はありません．4．平均値や標準偏差ははずれ値の影響を受けます．

15 オリジナル問題 →p.172

ある集団において健康診断を行ったところ，体重は平均値60kg，標準偏差12kgで，収縮期血圧は平均値120mmHg・標準偏差12mmHgであった．
正しいのはどれか．
1. 体重のほうが収縮期血圧よりバラツキが大きい．
2. 収縮期血圧のほうが体重よりバラツキが大きい．
3. 体重と収縮期血圧のバラツキは同じである．
4. 測定単位の異なるデータでは，バラツキの比較はできない．

解説 測定単位が異なるデータ間でバラツキの程度を比較するには，標準偏差を平均値で割った変動係数を使用します．体重の変動係数は12kg÷60kg＝0.2（20％），血圧の変動係数は12mmHg÷120mmHg＝0.1（10％）となります．つまり，体重のほうが血圧よりバラツキが大きいといえます．

16 98回（2012年）保健師国家試験問題 →p.167，170，172

単位が同じである統計値の組合せで正しいのはどれか．
1. 中央値——四分位偏差
2. 平均値——分散
3. 最頻値——変動係数
4. 分散———範囲

解説 p.169，図7-5で説明します．1．中央値は171cm，四分位偏差は四分位範囲（177cm－160cm＝17cm）を2で割った8.5cmです．両方とも単位はcmで同じです．2．すべてのデータが表示されていないので平均値の計算はできませんが，全員の身長（cm）を合計して人数で割るわけですから単位はcmです．分散の計算もできませんが，各人の身長（cm）から平均値（cm）を引いて2乗したものを合計して人数で割るわけですから単位はcm^2です．3．最頻値は最も人数が多い身長ですから単位はcmです．変動係数は平均値（cm）を標準偏差（cm）で割るので実数となり単位はありません．4．分散の単位は上記のようにcm^2で，範囲は45cmですので単位はcmです．

17 99回（2013年）保健師国家試験問題 →p.172

正規分布について誤っているのはどれか．
1. 一峰性である．
2. 左右対称である．
3. 平均値と中央値が一致する．
4. 平均値が決まれば一意に定まる．
5. 平均値±2×標準偏差の範囲に全体の約95％が含まれる．

解説 正規分布は一峰性でベル型をした左右対称の分布です．平均値，中央値，最頻値が一致します．平均値±2×標準偏差の範囲に約95％が含まれます．平均値が決まっても，標準偏差によって形が変わります（標準偏差が小さいほど急峻な山となる）．

18 オリジナル問題→p.175

2,000人の成人男子の身長を測定したところ，平均値170cm，標準偏差10cmで正規分布を示した．180cm以上は約何人いるか．

1. 50人
2. 270人
3. 320人
4. 950人
5. 1,360人

解説 正規分布ですので平均値±標準偏差（160～180cm）の範囲に約68％のデータが入ります．その両側（160cm未満と180cm以上）には残りの約32％のデータが入り，左右対称ですので180cm以上には約16％のデータが入るはずです．したがって，180cm以上には約320人（2,000×0.16＝320）が含まれます．

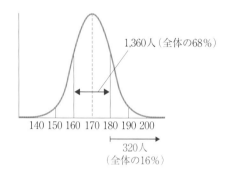

※ 18 のとき，170～190cmは約何人いるか．

解説 正規分布ですので平均値±2×標準偏差（150～190cm）の範囲に約95％のデータが入るので，約1,900人（2,000×0.95＝1,900）が含まれます．左右対称ですので170～190cmには半分の約950人が含まれます．

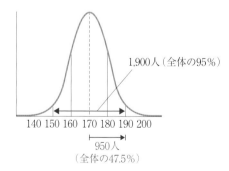

19   108回(2022年)保健師国家試験問題 → p.176

大きな集団から無作為に 1,000 人選び出したとき,その中の高血圧者数が従う分布はどれか.
1. t 分布
2. 正規分布
3. 二項分布
4. χ^2(カイ2乗)分布

解説   事項Aが起きるか起きないかの2択で,事項Aが起きる確率が一定のときに,何回も繰り返して試行した場合の事項Aが起こりうる回数は二項分布に従います.この問題でも母集団の高血圧の有病率(高血圧があるかないかの2択で,ある確率)は決まっているので,1,000 人を標本抽出して調査をした場合,高血圧が「ある」となる回数(人数)は二項分布に従います.

20   オリジナル問題 → p.178

偏差値について正しいのはどれか.
1. データ全体のバラツキを示す指標である.
2. 基準値に 10 を掛けて 100 を足した値である.
3. 偏差値の平均値はもとのデータの平均値によって変動する.
4. 偏差値の標準偏差は 10 である.

解説   1.データ全体のバラツキを示すのは標準偏差です.2.基準値に 10 を掛けて 50 を足したものが偏差値です.3.もとのデータの平均値や標準偏差にかかわりなく,偏差値の平均値は 50 で標準偏差は 10 です.

21   104回(2018年)保健師国家試験問題 → p.179

ある集団の特定健康診査で得られた BMI と血圧との関連を表すのに適した指標はどれか.2つ選べ.
1. 散布度
2. 四分位数
3. 相関係数
4. 変動係数
5. 回帰係数

解説   BMI の値を X 軸に,血圧の値を Y 軸にした散布図をつくって,各人のデータをプロットします.そして,全体的に右肩上がりの直線的関係があるかどうかを評価すればよいので,使用するのは相関係数です.散布図で直線的関係を表す一次式が回帰直線で,回帰直線の傾きが回帰係数です.

22　100回(2014年)保健師国家試験問題 ➡ p.179

相関について正しいのはどれか.
1. 因果関係の必須項目である.
2. 相関係数が大きいほど相関関係は強い.
3. 相関が全くないときの相関係数は0である.
4. 相関係数は0から100までの数値で示される.
5. 2つの連続量の一方を使用して他方を推計することをいう.

解説　ひとつの標本がもつ2つの連続量を散布図にプロットしていき, 全体的な2つの連続量の直線的な関連の強さを示す指標が相関係数です. 相関係数は–1 〜＋1の範囲の値をとり, 絶対値が1に近いほど直線的な関連が強いことを意味します. 相関がまったくないと0になります. 関連の強さは因果関係の可能性を高めますが(関連の強固性), 因果関係の必要条件ではありません(第2章で解説).

23　オリジナル問題 ➡ p.181

標本における平均値と標準偏差から母集団の平均値を区間推定する場合に, 値が小さいほど狭い範囲で推定できるのはどれか.
1. 標本の平均値
2. 標本の中央値
3. 標本の標準偏差
4. 標本のデータ数

解説　標本のデータ数が n, 標本の平均値が x, 標準偏差が s のときに, 「95％の確率で母集団の平均値は $x \pm 1.96 \times s/\sqrt{n}$ の範囲に入る」と区間推定できます. 標本の標準偏差 s が小さいほど, データ数 n が大きいほど, ±の数字が小さくなりますので狭い範囲で推定できることになります.

24　106回(2020年)保健師国家試験問題 ➡ p.185

A市の2地区間で, 喫煙率が異なると予想して両地区で喫煙状況に関する標本調査を行った. 統計学的検定を行い「仮説 B：2地区の母喫煙率は等しい」が棄却されたので, 2地区の喫煙率には有意差があると判断した.
仮説Bはどれか.
1. 閾値仮説
2. 帰無仮説
3. 研究仮説
4. 対立仮説
5. 直線仮説

解説 検定において立証したいこと(2地区に有意差がある)の反対の仮説を帰無仮説と呼び,帰無仮説(2地区に有意差がない)が正しいのに今回の標本調査の結果が起きる確率が5%未満の場合に,帰無仮説を棄却して統計的に「有意差がある」という立証を行います.

25　97回(2011年)保健師国家試験問題 → p.184

特定健康診査時と1年後の特定健康診査時の体重変化量について,その間に行われた特定保健指導実施群と非実施群との間で平均値の差を検定したい.
用いる検定はどれか.
1. F検定
2. t検定
3. χ^2検定
4. フィッシャー検定
5. ウィルコクソン検定

解説 2グループ(特定保健指導実施群と非実施群)で,1年間の体重変化量の平均の差を検定しているのでt検定です.特定保健指導実施群と非実施群の研究対象者に対応がないので,対応のないt検定となります.

26　108回(2022回)保健師国家試験問題 → p.184

割合の差の検定について正しいのはどれか.2つ選べ.
1. 回帰分析で用いる.
2. 相関係数が計算できる.
3. クロス集計表は有用である.
4. 検定の際に散布図を用いる.
5. χ^2(カイ2乗)検定で有意差を検定する.

解説 2群の割合の差を検定するときにはχ^2(カイ2乗)検定を使用します.標本の結果からχ^2値を求めるときにクロス集計表(2×2の四分割表)が有用です.

27　107回（2021年）保健師国家試験問題 → p.184, 190

A市の新生児訪問のデータを表に示す.

（人）

		母のエジンバラ産後うつ病質問票（EPDS）の点数	
		9点未満	9点以上
児の出生児体重	2,500g未満	60	40
	2,500g以上	900	100

このデータの統計分析に適切なのはどれか.
1. F検定
2. t検定
3. U検定
4. χ^2（カイ2乗）検定

解説　2つの集団の割合に統計学的な有意差があるかどうかを判断する同一性の検定だけでなく，この問題のように1つの集団で2変数に関連があるかどうかを判断する独立性の検定でもχ^2（カイ2乗）検定を使用します.

28　99回（2013年）保健師国家試験問題 → p.184

A市の2地区でデータを取った. 各項目について2地区間に差があるかどうかを統計学的に検定する.
t検定が適している項目はどれか.
1. 性　別
2. 体　重
3. 年齢区分
4. 5段階の自覚的健康度

解説　t検定は2グループで量的データの平均に有意差があるか否かを判断する検定です. したがって，平均値を算出できる量的データの体重が正解です.

29　103回（2017年）保健師国家試験問題 → p.184

A市の2地区でデータを収集した. 各項目について地区間に差があるかどうかを統計学的に検定する.
χ^2（カイ2乗）検定が適している項目はどれか. 2つ選べ.
1. 年　齢
2. 通院の有無
3. 高血圧症の有病率
4. 1日当たり飲酒量
5. 1日当たり喫煙本数

解説　1．χ^2検定は2グループで割合に有意差があるか否かを判断する検定です．2．は通院のありとなしの割合，3．は高血圧のありとなしの割合をみているわけですから，これらの検定にはχ^2検定を用います．

30　98回（2012年）保健師国家試験問題 → p.185

男性の特定健康診査受診者について定期的運動の有無と腹囲との関連を分析し，t検定を行った結果を表に示す．

	運動あり群	運動なし群	p 値
腹囲平均	81.6cm	83.3cm	0.024

この結果で正しいのはどれか．
1．運動あり群の方が腹囲が2.4%小さい．
2．運動あり群の方が腹囲が小さくなる確率は2.4%である．
3．両群で腹囲に差がないのに，偶然これだけの差が出る確率が2.4%である．
4．運動あり群のうち運動なし群の平均よりも腹囲が大きいのは2.4%である．

解説　t検定のp値とは，母集団で平均に差はない（帰無仮説が正しい）のに，今回の標本のような平均の差（t値）がたまたま出てしまう確率です．問題の場合，p値が5%未満ですので「有意水準5%で有意差がある」と判断できます．

31　96回（2010年）保健師国家試験問題 → p.185

検定の結果，有意差（有意確率0.05）が認められなかった．
帰無仮説の解釈で正しいのはどれか．
1．帰無仮説は正しい．
2．帰無仮説は誤りである．
3．帰無仮説は5%の確率で起こり得る．
4．帰無仮説は正しいかどうかわからない．

解説　検定で有意差が認められなかったということは，p値が0.05以上であったということです．この場合は「差がない」という帰無仮説を棄却することも，肯定することもできません．統計学的に明確な結論は出せません．

解答

1	1, 4	2	2	3	4	4	1, 5	5	4	6	3	7	3	8	2, 3
9	2	10	3	11	4	12	4	13	1	14	4	15	1	16	1	17	4
18	3	19	3	20	4	21	3, 5	22	4	23	4	24	2	25	2
26	3, 5	27	4	28	2	29	2, 3	30	3	31	4

索引

あ

アウトブレイク　142, 153
悪性新生物　148
悪性新生物による死因順位　92
悪性新生物による死亡　91
アルツハイマー病　150

い

1類感染症　142, 143
一次予防　75
医療施設調査　99, 100
医療保護入院　150
因果関係　30, 47
陰性反応的中度　121, 123
院内感染　141
インフォームドコンセント　29
インフルエンザの予防接種　156

う

ウイルス性肝炎　151
ウイルス性食中毒　146, 147
後ろ向き研究　8, 14, 19
後ろ向きコホート研究　17

え

疫学　2
疫学介入研究　3
疫学研究　46
疫学研究の種類　7
疫学研究の流れ　9
疫学の概念　1
エビデンスレベル　30
エボラ出血熱　142
円グラフ　164, 165
エンデミック　142

お

横断研究　7, 8, 13, 18
オッズ比　26, 27, 45
帯グラフ　164, 165
思い出しバイアス　33
折れ線グラフ　164, 165

か

外因死　91
回帰係数　179, 180
回帰直線　180
介護保険総合データベース　101
χ^2（カイ2乗）検定
　　　　　　183, 184, 186, 201
χ^2値の求め方　188
介入研究　7, 8, 28, 46
外来患者数　97
外来受療率　98
脚気　3, 5
学校保健統計　109
学校保健統計調査　99, 100
カットオフポイント　125
環境　139
観察研究　7, 8
患者調査　97, 100, 107, 110
勧奨接種　144
間接接触　140
間接伝播　140
間接法　63, 64, 66, 69, 70
感染型　146, 147
感染経路　139, 140, 151
感染症の関係法規　142
感染症の集団発生　142
感染症発生動向調査　142
感染症法　142, 153
感染の3大要因　139
感染の予防対策　139
がん登録推進法　99, 109
関連の一致性　46
関連の強固性　31
関連の時間性　30
関連の整合性　31
関連の特異性　31
関連の普遍性　31

き

偽陰性　115, 116, 120
偽陰性率　116, 129
幾何平均　176
記述研究　7, 8, 12
基準値　176, 177

期待死亡数　68, 80

帰無仮説　185, 202
狭義の罹患率　55
偽陽性　115, 116, 120
偽陽性率　115, 129
寄与危険　20, 21, 22, 41
寄与危険割合　20, 21, 24, 25, 42
菌交代現象　141

く

空気感染　140
区間推定　181

け

経口感染　140
系統抽出法　11
血液感染　140
結核　147, 148, 158, 159
結核予防法　148
検疫感染症　145, 146
検疫法　145
健康寿命　96, 106
健康被害救済処置　145
顕性感染　141
検定　182, 185

こ

5類感染症　143
合計特殊出生率　86
公衆衛生学　1, 2
後天性免疫不全症候群　142, 148
交絡因子　32
交絡因子の制御法　35
交絡バイアス　33
国際疾病分類　105
国勢調査　81, 100, 101, 110
国保データベースシステム
　　　　　　　　　　111
国民健康・栄養調査
　　　　　98, 100, 108, 109, 110
国民健康保険データベース（KDB）
　　　　　　　　　　101
国民生活基礎調査　96, 100, 110
個人情報保護法　100

コホート研究
　　7, 8, 15, 16, 17, 19, 39
コホート調査　38
コホート内症例対照研究　17
コレラ　3, 4
婚姻　85
婚姻率　95

さ

3類感染症　143
再感染　141
細菌性食中毒　146, 147
再興感染症　142, 152
再生産率　86
最頻値　168, 174
三世代世帯　97
散布図　164, 165, 179, 192
散布度　195

し

死因順位　89
死因統計　89
死因の順位　90
死産　85
死産率　91
自然毒による食中毒　146, 147
悉皆調査　81
実際の死亡数　80
質的データ　163, 164
疾病指標の概念　51
疾病の二次予防　113
四分位範囲　172
四分位偏差　172
四分表　27
死亡　85
死亡率
　　51, 52, 57, 60, 72, 73, 87, 88
死亡率の年齢調整　63
社会生活基本調査　99, 100
就業状態　81
周産期死亡　92
周産期死亡率　93
重症急性呼吸器症候群　142
従属人口指数　84, 102
縦断研究　18
自由度　189
十分条件　31, 32
宿主　139
出生　85
出生率　86
受療率　97, 98
純再生産率　87

情報バイアス　33
症例対照研究
　　7, 8, 14, 16, 19, 26, 38, 39
食中毒　146, 147
食中毒統計調査　157
食中毒の発症率　56
食物感染　140
ジョン・スノウ　3, 4
塵埃感染　140
新興感染症　142
人口寄与危険割合　25, 43
人口数　81
人口静態調査　100
人口静態統計　81, 82, 85
人口動態調査　100, 110
人口動態統計　85, 102
人口の年齢構成　83
人口ピラミッド　82, 83
心疾患　149
新生児死亡　93
新生児死亡率　93
人年法　23, 55, 74

す

水系感染　140
垂直感染　140
推定　181
スクリーニング　113, 137
スクリーニング検査
　　115, 117, 120, 128
スクリーニング検査の条件　114
スクリーニングの要件　128
スクリーニングレベル　125
スクリーニングレベルの変動
　　126

せ

性感染症　148
正規分布　172, 174, 175, 196
制限　35
生産年齢人口　83
精神科疾患　150
精神疾患患者　162
生態学的研究　8, 13, 14
生命表　106
世帯構造　97
接触感染　140
節足動物媒介感染症　141
全国がん登録　99, 100
全数把握の対象疾患　154
選択バイアス　32

そ

層化解析　35
層化抽出法　11, 12
相関　199
相関係数　179, 180
早期新生児死亡率　93
総再生産率　87
相対危険　19, 20, 21, 40
相対頻度　74
層別解析　35
粗再生産率　86, 103
粗死亡率　85, 87, 88
粗出生率　85, 86
措置入院　150

た

第1四分位数　168
第一次ベビーブーム　82
第一次予防　61, 62
第1種の過誤　188, 189
対応のあるt検定　184
対応のないt検定　184
第3四分位数　168
第三次予防　62
第2四分位数　168
第二次ベビーブーム　82
第二次予防　61, 62
代表値　193
高木兼寛　3, 5
多段抽出法　11
ダブルブラインド法　29
単純無作為抽出法　10, 11
単独世帯　97

ち

地区介入研究　30
致死率　58
致命率　51, 52, 58, 60, 73
中央値　167, 168, 174, 193
中東呼吸器症候群　142
腸管出血性大腸菌感染症　142
調査者バイアス　33
直接伝播　140
直接法　63, 64, 66, 70
直接法による年齢調整死亡率　77

つ

通院者率　97
つぼ型　82

て

定期接種　144, 145

定点把握対象疾患　154
データの代表値　167
データベース　100
点推定　181

と
統計グラフ　163, 193
統計データ　163, 164
統合失調症　150
糖尿病　150
糖尿病性腎症　150
動物由来感染症　140
トキソイド　145
特異度　118, 119, 120, 132, 133
特殊な検定法　189
毒素型　146, 147
独立性の検定　189
土壌感染　140
度数分布表　166

な
生ワクチン　145, 156

に
2類感染症　142, 143
二項分布　176
二次感染　141
二重盲検法　29
二次予防　75
入院患者数　97, 161
入院受療率　98
乳児死亡　93
乳児死亡率　93, 94
乳幼児の予防接種　155
任意接種　144, 145
任意入院　150
人間集団　2
認知症　150

ね
年少人口　83
年少人口指数　84
年齢3区分　83
年齢階級別の死因　90
年齢調整　63
年齢調整死亡率　64, 88

の
脳血管疾患　149
ノロウイルス　147

は
パイ図　164
パーセンタイル値　168
バイアス　32
はずれ値　169, 172
発症要因　2
バラツキ　171
範囲　172
パンデミック　142

ひ
ヒストグラム　164, 166, 167, 192
必要十分条件　32
必要条件　31, 32
ヒト免疫不全ウイルス　148
ひのえうま　82
飛沫核感染　140
飛沫感染　140
病原体　139
標準化死亡比　68, 79, 80
標準誤差　176
標準正規分布　177
標準偏差　170, 171, 173, 175
ひょうたん型　82
標本抽出　9, 10
日和見感染　141
ピラミッド型　82
敏感度　118, 119, 130

ふ
不活化ワクチン　145
不顕性感染　141
分散　170, 171
分析研究　7, 8, 18

へ
平均寿命　95, 106
平均値　167, 168, 174
平均余命　95
偏差値　178, 179, 198
変動係数　172

ほ
棒グラフ　164, 165
保健統計調査　100
母子感染　140
ポピュレーションアプローチ　76

ま
前向き研究　8, 15, 16, 17, 19
マッチング　35

む
無作為化割付試験　29
無作為抽出法　10

め
メタアナリシス　30
メタボリックシンドローム　150

ゆ
有意水準　186
有病率　51, 52, 124
有病割合　97

よ
4類感染症　143
陽性反応的中度　121, 122, 124
予防接種　155
予防接種基本計画　145
予防接種法　144

ら
ランダム化比較試験　29

り
リードタイムバイアス　35, 36
罹患率　51, 54, 60, 72
離婚　85
離婚率　95
量―反応関係　31
量的データ　163, 164, 191
臨時の予防接種　145
臨床医学　2

る
累積罹患率　54, 55, 71

れ
レイト比　40
レセプト　101
レセプト情報・特定健診等情報
　データベース（NDB）　100
レングスバイアス　36

ろ
65歳以上死亡割合　88
老年化指数　84
老年人口　83
老年人口指数　84

わ
ワクチンの種類　145
割合の差　200

外国語

AIDS 142, 148
A類疾病 144
B型肝炎キャリア 151
B類疾病 145
C型肝炎キャリア 151
EBM 2
evidence-based medicine 2
HIV 148
HIV感染者の患者動向 159

ICD 90, 105
John Snow 3
mean 167, 168
median 167, 168
MERS 142
mode 168
PMI 65 88
proportional mortality indicator
89
p値 184

ROC曲線 127, 137
SARS 142
SD 170
SMR 79
standard deviation 170
STD 148
t検定 183, 184, 189, 201

著者略歴

浅野嘉延（ASANO Yoshinobu）
西南女学院大学 学長

••

1983年山口大学医学部を卒業後，九州大学病院および関連病院にて内科医として臨床・研究・教育を行う．九州大学より医学博士号を授与．ドイツ，フライブルグ大学に留学．日本内科学会の総合内科専門医，アメリカ内科学会のフェロー資格を有する．2007年より西南女学院大学保健福祉学部にて看護学生の教育に従事，2021年より同大学学長，現在に至る．著書は「解剖生理と疾病の特性」，「なるほどなっとく！臨床検査」（南山堂）など多数．

楽しく学べる！
看護学生のための疫学・保健統計

2010 年 1 月 10 日　1 版 1 刷　　　　　　　　©2023
2018 年 8 月 14 日　3 版 1 刷
2021 年 8 月 10 日　　　 3 刷
2023 年 9 月 10 日　4 版 1 刷

著　者
あさ の よしのぶ
浅野嘉延

発行者
株式会社 南山堂　代表者 鈴木幹太
〒113-0034　東京都文京区湯島 4-1-11
TEL 代表 03-5689-7850　　www.nanzando.com

ISBN 978-4-525-05344-4

A05344410401-A